ESSAI

DE

ZOOGNOSIE MÉDICALE,

OU DE LA CONNAISSANCE .

DU RÈGNE ANIMAL ET DE SES PRODUITS

APPLIQUÉS A LA MATIÈRE MÉDICALE , A L'HYGIÈNE , A LA PHYSIOLOGIE

ET A LA PATHOLOGIE HUMAINES ,

Louis-Antoine DE MONTESQUIOU ,

DOCTEUR EN MÉDECINE ,

MEMBRE DE LA SOCIÉTÉ DES SCIENCES PHYSIQUES ET NATURELLES DE BORDEAUX.

Nimirum interroga jumenta et docebunt te ; et volatilia cœli et indicabunt tibi.

Loquere terræ et respondebit tibi ; et narrabunt pisces maris.

JOB. cap. XII , vers. 7 et 8.

MONTPELLIER

J. MARTEL AINÉ , IMPRIMEUR DE LA FACULTÉ DE MÉDECINE ,

rue Canabasserie 2 , près la Préfecture.

1856

DÉPOT LÉGAL
HERAULT
N° 77
1856.

Te 141/6

PROPINQUIS ET AMICIS.

INTRODUCTION.

I. En rapport constant avec toutes les parties du monde extérieur, l'homme a des relations forcées avec tous les corps de la nature ; et comme il a d'abord trouvé dans les productions qu'elle lui offrait, les moyens d'entretenir sa *vie*, il a aussi cherché dans les mêmes productions le soulagement et la guérison de ses maux. La botanique, la zoologie, la physique et la chimie sont devenues des sciences indispensablement liées à la médecine. C'est que, pour avoir des idées justes sur la vie de l'homme, ce n'est pas l'homme seul qu'il faut étudier, parce qu'en s'occupant de lui, il faut nécessairement tenir compte d'une foule d'êtres dont l'existence est mêlée à la sienne, dont il subira l'influence, ou sur lesquels il étendra la sienne.

Dans l'ordre physique, dans l'ordre moral, tout comme dans l'ordre pathologique, le système humain subit le reflet du milieu qui l'entoure, et de ce contact permanent naissent les causes de toute nature qui réagissent sur le système.

L'histoire du soulagement et de la guérison de l'homme malade est une étude intéressante et curieuse. On y voit l'esprit humain dévoré du besoin de connaître et d'inventer, sans cesse occupé de recherches nouvelles, entassant moyens sur moyens, négligeant d'un côté, exagérant de l'autre, prêt par conséquent à rencontrer à chaque pas des causes d'aberration, chercher partout la vérité, devenue dès-lors pour lui une *limite* vers laquelle il tend sans pouvoir l'atteindre.

Quelque contradictoires d'ailleurs que soient les moyens dont les systématiques ont tour-à-tour conseillé l'usage, l'expérience qu'ils invoquaient a toujours répondu en faveur de leur oracle; aussi avons-nous vu vanter successivement tous les novateurs. Mais chacun de ces génies n'a-t-il pas été détrôné par un successeur, et l'expérience de chaque nouveau système n'a-t-elle pas renversé ce qui passait pour vrai dans le système précédent?

On avait sans cesse invoqué le secours des plantes, de certains produits animaux, d'une foule de matières minérales, sans connaître les causes de leurs vertus constatées, lorsque les progrès de la chimie, qui ont placé cette science au premier rang, sont venus bouleverser le domaine de la vieille matière médicale. Des moyens expérimentés de longue date ont été remaniés, une foule de préparations consacrées par un long et salutaire usage frappées de proscription.

En somme, toutes ces réformes n'ont pas eu pour résultat final le progrès réel de la thérapeutique; mais, en mettant sous un jour nouveau le nombreux cortége des agents médicamenteux, la chimie organique est venue rendre un immense service à l'art de guérir. Et de combien s'enrichira-t-elle encore quand on aura porté plus loin l'investigation !

II. Lorsque la vie se manifesta à la surface de la terre, elle ne fut pas le résultat d'un effort unique de la Création. Des éléments matériels préexistaient à cette force immatérielle, inconnue dans son essence, indéfinissable, qui devait les animer, et de l'action de cette force sur la matière sortit la vie.

Produits informes et bruts d'une première création, les éléments matériels, sous l'influence du souffle divin, ont pris une forme définie capable de se reproduire dans le temps et dans l'espace, et cette forme, variant avec la créature au gré de l'Être incréé, nous a montré, en résultat final, celle de l'homme, forme parfaite, image de la divinité.

Enchaînement admirable de métamorphoses! La plante, être organisé, vit et se reproduit : c'est aux dépens de molécules inorganiques ; et quand, sous l'influence constante de la force qui le vivifie, le végétal, passant insensiblement à l'état d'être animé, et marchant toujours par degrés continus, devient animal parfait ou enfin animal raisonnable, c'est toujours dans un des états organisés qui a précédé sa transformation qu'il puise les éléments nécessaires à l'entretien et à la reproduction de son être.

En résumé, la plante vit aux dépens du monde inorganique ; tandis que l'animal a besoin, pour l'entretien de son existence matérielle, de molécules vivifiées que seul le règne organique peut lui offrir.

C'est donc dans ce premier état d'être vivant, où, se manifestant par des fonctions dont l'individu n'a pas conscience, la vie porte le nom de *vie végétative*, que s'élaborent les produits primitifs sans lesquels les êtres les plus parfaits ne sauraient exister. L'animal, en effet, vit aux dépens d'un liquide particulier sans cesse renouvelé, aux dépens du *sang*, dont les premiers éléments lui sont offerts par les végétaux.

Le sang dérive des végétaux, et, comme l'herbivore sert de pâture au carnivore, et que l'omnivore se nourrit des uns et des autres, les principes sanguifiables de la bête ont leur source dans l'économie végétale.

Chez tous les animaux vertébrés, le sang est formé de deux parties distinctes : 1° d'un liquide jaunâtre et transparent qu'on a nommé *serum;* 2° d'une foule de petits corpuscules solides, réguliers, de couleur rouge, nageant dans ce liquide, et qu'on appelle *globules du sang.*

La substance du sang est sans cesse renouvelée par les substances végétales azotées ; tandis que les substances végétales dépourvues d'azote, impropres à la sanguification, servent à la sécrétion de ce liquide particulier qui porte dans l'organisme du jeune animal les matériaux destinés à produire du sang, le *lait*, dont le seul principe azoté, la *caséine*, concourt exclusivement à la formation des tissus.

Les deux principes du sang, la *fibrine* et l'*albumine*, et le principe azoté du lait, la *caséine*, n'appartiennent pas en propre au règne animal. La fibrine, l'albumine et la caséine végétales sont trois corps dont la composition chimique est identique. L'analyse a aussi démontré que, végétaux ou animaux, ces trois produits jouissent des mêmes propriétés et contiennent absolument les mêmes proportions de soufre, de phosphore, de substances calcaires et d'alcalis.

Les travaux remarquables de M. Mulder l'ont conduit à l'hypothèse si simple et si nette de rattacher à un groupement unique toutes les substances albuminoïdes. On sait que ce savant a nommé *protéine* un corps composé d'azote, de carbone, d'hydrogène et d'oxygène, et qu'il considère les deux principes du sang et le principe azoté du lait comme une combinaison de ce corps avec le phosphore et le soufre. Les expériences qui l'ont conduit à ces considérations, répétées sur la fibrine, l'albumine et la caséine végétales, donnent absolument le même corps, la *protéine*. Or, dans le règne animal, on peut envisager la Protéine comme le point de départ de tous les produits de l'économie; puisque ces produits dérivent du sang; d'où l'on peut conclure que les principes du sang sont des combinaisons de la protéine avec des quantités variables de substances inorganiques. Mais les expériences qui ont fait trouver la protéine chez les végétaux, conduisent inévitablement à admettre que les plantes élaborent des combinaisons protéiques, qui, en présence de l'eau et de l'oxygène de l'atmosphère, viennent se transformer ensuite, sous l'influence de la force vitale, en tissus et en organes animaux.

Telles sont les considérations qui ont porté M. Liebig
à admettre que tous les principes azotés de l'économie
animale, quelque différence qu'ils offrent dans leur composition, dérivent de la protéine.

L'économie végétale fournit donc aux hommes et aux
animaux les premiers moyens de développement et d'entretien ; mais les uns et les autres y trouvent encore une
infinité de substances impropres à leur nutrition, auxquelles ils feront subir des métamorphoses et les trans-
formeront en produits d'une étude bien digne d'attention :
je veux parler des matières non azotées.

La plante, pour se nourrir, élimine l'oxygène renfermé
dans les molécules désorganisées qu'elle absorbe. Dans
ce travail de nutrition, elle façonne non-seulement les
principes azotés sanguifiables qu'elle offre à l'animal,
mais encore une série de substances alimentaires non
azotées, indispensables cependant à l'entretien du travail
vital ; qui, tout en concourant à augmenter la masse de
l'individu, servent à l'entretien d'un acte dont dépendent
les activités vitales, activités résultantes de l'action réci-
proque de l'oxygène de l'air et des principes des aliments.
C'est l'acte respiratoire, dans lequel les substances non
azotées qui ne renferment que du carbone et les éléments
de l'eau, concourent uniquement à la production de la
chaleur animale : tels sont les sucres, les gommes, l'amidon, la pectine, la bassorine, les alcools,...... aliments
non azotés qui fournissent des substances animales non
azotées et servent à la sécrétion de liquides particuliers.
Les aliments azotés eux-mêmes, dont la composition

diffère de celle de la fibrine, de l'albumine et de la caséine, ne sont pas propres à l'entretien de la vie animale ; ils servent à opérer des transformations et des métamorphoses qui nous occuperont plus tard.

La graisse, le beurre, produits animaux, sont aussi impropres à la nutrition. L'herbivore qui les a déjà façonnés, les offre au carnivore, qui ne saurait y puiser d'autres éléments que ceux qui sont indispensables à l'entretien de sa chaleur propre. -

Quand on considère la série animale au point de vue des sécrétions ou des excrétions, il se présente des faits bien dignes de remarque.

Chez les animaux vertébrés, quelle que soit la nature de leurs éléments de nutrition, nous trouvons toujours certains appareils destinés à sécréter ou à excréter des produits particuliers, tels que la salive, le suc gastrique, la bile, l'urine..... C'est que ces appareils sont indispensablement liés à l'accomplissement de certaines fonctions, à aider certains efforts de l'organisme, ou à le débarrasser des parties devenues impropres à la vie. Mais, dans cette même classe d'êtres, il en est qui, outre ces organes, en présentent d'autres paraissant ne point agir sur leur économie, et dont les produits sont rejetés au-dehors sans utilité apparente pour l'individu.

Chez les animaux inférieurs (mollusques, articulés ou zoophytes) qui vivent en général d'une même substance et recherchent sans cesse le même aliment, à tel point que certains naissent, vivent et meurent sur l'élément qui les nourrit, nous rencontrons une foule de produits nutritifs, médicamenteux, toxiques, qu'ils ont façonnés aux dépens de leurs aliments, dans lesquels nous les rechercherions en vain.

Cependant l'économie animale est incapable de créer aucun élément chimique : c'est un fait démontré par les expériences les plus concluantes, et pourtant on rencontre dans l'organisme animal des principes minéraux sous forme de sels : le fer, le manganèse, la chaux, la magnésie, la soude, la potasse. Ces principes sont nécessairement apportés par les substances qui entrent dans l'organisme lors de la préhension des aliments, et subissent dans ce laboratoire vivant les transformations qui nous conduisent à considérer cette série de corps qu'on a nommés *alcaloïdes animaux*.

Enfin, il est certains produits animaux que l'on rencontre tout formés dans les végétaux, comme la graisse de bœuf ou de mouton dans les semences du cacao ; la graisse humaine se retrouve dans l'huile d'olive et dans les graines oléagineuses, qui contiennent encore de l'huile de poisson ; le beurre de vache est identique à l'huile de palme.... (Liebig.) Assurément ce sont là des phénomènes bien curieux, qui nous démontrent avec quel art admirable la Nature a préparé, dans l'état de manifestation première de la vie, les éléments qui doivent se retrouver dans les êtres de l'organisation supérieure.

Encore un fait très-remarquable : des animaux herbivores élaborent des principes dont l'action sur l'organisme dépend de l'absorption par les muqueuses ; des animaux carnassiers, comme certains reptiles, fournissent des substances appelées *venin*, sans action sur les muqueuses, et dont l'effet se manifeste par l'absorption des capillaires ; enfin, les insectes présentent des substances agissant sur l'organisme, quel que soit leur mode d'administration, soit par ingestion, soit par inoculation, soit par contact.

En résumé, des produits que l'homme peut utiliser avec profit pour la médecine, prennent naissance dans l'organisme de l'animal qui vit aux dépens des productions végétales de la terre ; tandis que des produits sans utilité démontrée pour l'homme, et nécessaires au seul individu qui les fournit, existent chez l'animal qui se nourrit de chair et de sang.

III. Les propriétés des corps organiques dérivent de leurs éléments, et les différences fondamentales que l'on remarque dans ces propriétés dépendent de la proportion pondérable dans laquelle ces éléments sont combinés, ou de leur mode de groupement.

Quatre éléments principaux constituent les corps organiques : ce sont, on le sait, le carbone, l'hydrogène, l'oxygène et l'azote. Toutes les substances organisées renferment deux, trois ou quatre de ces éléments ; quelques-unes contiennent, en outre, le soufre et le phosphore. Ces éléments sont combinés dans l'organisme avec les principes minéraux qui y ont été déposés, et forment avec certains métaux, chaux, potasse, soude, magnésie, des composés qu'on peut extraire à l'état de sels ; mais on ignore sous quelle forme la silice, l'oxyde de manganèse

et l'oxyde de fer sont contenus dans l'organisme. Enfin,
l'analyse chimique démontre tous les jours, chez les êtres
vivants, la présence d'une foule de corps simples ou de
leurs composés.

Quelle que soit la nature de leurs combinaisons, la
forme sous laquelle ils existent dans l'organisme, il est
certain que ces corps, naturellement contenus dans
l'animal ou dans la plante, exercent une action qui, par
sa nature et son intensité, ne saurait être comparée à
celle de leurs préparations chimiques; et que cette action
est tantôt modifiée, tantôt exaltée, selon l'état de combinaison dans lequel ce principe se trouve chez l'être
organisé.

La thérapeutique physique, la thérapeutique vitale et
l'hygiène qu'elles comprennent, puisent dans le règne
animal une foule de moyens précieux ; mais il est hors de
doute qu'elles ont aussi beaucoup à recueillir dans ce
vaste champ qu'elles n'ont pas encore assez fouillé.
Passons en revue les ressources qu'il a déjà fournies,
et cherchons à déterminer celles qu'il serait possible de
lui emprunter encore.

ESSAI

DE

ZOOGNOSIE MÉDICALE.

PREMIÈRE PARTIE.

SÉRIE DES ANIMAUX VERTÉBRÉS.

CHAPITRE Iᵉʳ.

PRODUITS TIRÉS DES PARTIES DURES.

Les animaux vertébrés composent le premier embranchement de la série animale : ce sont ceux qui fournissent à l'homme les produits les plus utiles et les plus nécessaires à l'entretien et au bien-être de la vie.

Divisée par Cuvier en quatre grandes classes (mammifères, oiseaux, reptiles et poissons), cette immense série d'êtres se compose de parties parmi lesquelles on trouve toujours quelque analogie, même dans les espèces les plus éloignées l'une de l'autre; et l'on peut suivre les dégradations d'un même plan, depuis le singe le plus parfait jusqu'au dernier des poissons.

Deux parties distinctes concourent à la formation du corps des vertébrés : une partie dure, centrale, constituant la charpente de l'animal, le *squelette;* une partie molle, périphérique, constituant la *chair*. Toutes deux doivent être étudiées en raison de leur utilité pour l'homme.

§ I. — *Des Os.*

Un os est un corps dur, chimiquement composé de sels inorganiques, dont la base est la chaux, et d'une substance essentiellement organique, la gélatine, interposée dans les mailles du tissu calcaire auquel elle donne de la ténacité. La proportion dans laquelle la gélatine se retrouve dans les os, varie dans la série animale, où sa quantité est déterminée par le genre de nourriture. Ainsi, chez les herbivores, le système osseux contient peu de gélatine, parce que ces animaux en trouvent peu dans leurs aliments ; tandis qu'il en contient une quantité plus grande chez les carnivores, qui en absorbent beaucoup ; aussi observe-t-on la fragilité des os chez les premiers. Il est à remarquer cependant que, dans leur jeune âge, lorsqu'ils se nourrissent encore du lait de leur mère, les herbivores présentent une quantité plus grande de gélatine dans les os, que lorsqu'ils prennent une nourriture exclusivement végétale.

Chez les oiseaux, la fragilité des os ne tient pas absolument à la même cause; car elle dépend aussi de la multitude de canaux creusés dans l'épaisseur du tissu osseux de ces êtres.

Les os renferment encore une substance carbonée, contenue dans leur épaisseur ou dans le canal cylindrique qu'ils présentent : je veux parler de la moelle, dont nous aurons plus tard à dire quelques mots. Elle existe dans tous les os des mammifères, des oiseaux ; elle diminue chez les reptiles, et manque absolument chez les poissons. En effet, chez ces derniers, les os ne présentent jamais de canal médullaire, et le cartilage uni au sel calcaire n'est pas semblable à celui que nous avons trouvé chez les autres vertébrés ; car lorsqu'on le fait bouillir, il ne donne pas de gélatine. Bien que le squelette des poissons soit ordinairement osseux, on trouve cependant plusieurs de ces animaux chez lesquels il reste constamment à l'état fibro-cartilagineux ou cartilagineux ; chez certains même, cette charpente offre encore moins de solidité et demeure absolument membraneuse.

Le phosphate de chaux est le sel que l'on retrouve dans toute la série des vertébrés comme constituant les os. C'est un produit essentiellement animal, bien qu'on le retrouve aussi à l'état de minéral, que la nature nous offre sous le nom d'*apatite* et de *chrysolithe*.

Les ossements fossiles, d'après les analyses qui en ont été faites, renfermeraient de l'acide fluoriqué à la place de l'acide phosphorique, et seraient constitués par des fluates de chaux, ou concurremment par des phosphates ou des fluates.

La médecine ancienne faisait usage d'une foule de formules, dans lesquelles les tissus durs des animaux (os, dents, ivoire, cornes) jouent le principal rôle. Toutes ces préparations renferment par conséquent toujours du phosphate de chaux ; mais elles renfermaient aussi de la gélatine ou d'autres substances ayant pris naissance dans la préparation qu'on faisait subir à ces matières. On traitait, en effet, les os de quatre manières, et on agit encore aujourd'hui de même pour se procurer des substances utilisées par la médecine ou par l'industrie. Nous allons les passer rapidement en revue.

1° Si l'on prend un os, qu'on le râpe ou qu'on le pulvérise, on obtiendra une poudre renfermant de la gélatine et du phosphate de chaux, jouissant de propriétés adoucissantes en raison de la gélatine qu'elle contient. C'est ainsi qu'on prépare de nos jours la corne de cerf râpée, fréquemment employée en gelées ou en décoctés.

2° On enlève aux os la matière organique par la calcination ou par l'ébullition prolongée dans l'eau. Si l'on dépose dans un fourneau des os d'animaux quelconques, et qu'on les calcine, on s'aperçoit qu'après un temps plus ou moins long, ils sont devenus blancs et cassants, tout en conservant leurs formes. Ce sont là les os calcinés, *ossa usta alba*, phosphate de chaux des pharmacies. Après cette opération, les os ne présentent plus à l'observation qu'une combinaison calcaire, le phosphate de chaux basique.

On traitait autrefois par calcination et par ébullition la corne de cerf, qui, par le premier moyen, donnait la corne de cerf calcinée, et par le second, la corne de cerf préparée philosophiquement. La corne de cerf calcinée est, de nos jours, d'un emploi fréquent comme médicament anti-acide.

3° Le charbon animal ou noir animal, utilisé en grand dans les arts, dans l'industrie, est aussi d'un grand secours en médecine comme absorbant, désinfectant et décolorant. On l'obtient en chauffant dans des marmites couvertes des os d'animaux divers, jusqu'à ce qu'il ne se dégage plus de produits volatils, et en étouffant. Ce charbon renferme principalement le phosphate et le carbonate de chaux, puisque ces sels y entrent jusqu'à 88 pour cent.

4° Enfin , par la distillation sèche , on obtient
la série des produits suivants. On trouve d'abord
dans l'allonge de la cornue du carbonate d'ammoniaque imprégné d'huile empyreumatique , appelé
carbonate d'ammoniaque huileux concret. Dans
le récipient on trouve deux liquides : un infé-
rieur aqueux (carbonate d'ammoniaque huileux
liquide) ; un supérieur huileux (huile animale
empyreumatique), qui , purifié par plusieurs dis-
tillations , fournit l'huile animale de Dippel. Tous
ces différents produits sont des anti - hystériques
puissants.

Le tissu osseux , considéré en lui - même , n'est
donc autre chose qu'un sel de chaux , et son
action sur l'organisme est la même que celle de
ce produit minéral. Mais si l'on emploie en même
temps le produit calcaire et le produit animal
qui l'accompagne , comme dans la première préparation sous forme d'os râpé , l'action médicamenteuse n'est plus la même ; on peut la considérer
comme la résultante des deux actions , de l'élément-chaux et de l'élément-gélatine.

C'est dans la même catégorie d'agents thérapeutiques qu'il faut placer les remèdes anciens
fournis par la spode, l'ivoire brûlé à blanc , le
crâne humain, les cornes, les sabots, les dents,
les mâchoires des animaux, et même par l'*album
græcum*, excrément des chiens nourris d'os.

En feuilletant les vieilles pharmacopées et les vieux livres qui ont traité de l'art de guérir, on trouve des formules curieuses concernant ces préparations diverses, et des cures merveilleuses naïvement racontées ; en voici quelques-unes.

« *Du magistère du crâne humain.* — Prenez le crâne d'une teste sèche, s'il ne l'est pas, vous le ferez sécher au soleil ou au feu, ou en le portant long-temps sur vous ; râpez-le et le réduisez en poudre, et le mettez dans un vase de verre ; versez dessus du suc de citron ou du fort vinaigre distillé, qu'il surnage de trois ou quatre doigts ; bouchez votre vaisseau et le mettez en digestion au bain cinq ou six heures ; versez par inclination votre suc ou vinaigre, et en mettez d'autre, et faites digérer comme vous avez fait. Continuez jusqu'à ce que votre crâne soit dissous ; prenez toutes vos dissolutions, et les filtrez sur le papier gris, et les mettez dans une cucurbite de verre ; versez dessus de l'huile de tartre tirée par défaillance, toute la dissolution se précipitera au fond ; versez par inclination le suc ou vinaigre ; lavez et dulcorez la poudre dans quelque eau cordiale, comme de roses, cannelle, buglosse, bourrache, chardon bénit ou mélisse ; puis vous dessècherez ladite poudre dans un vaisseau de verre, et la mettrez dans une fiole bien bouchée.

» Cette poudre est pour toutes les maladies du

cerveau, particulièrement pour les épileptiques et
pour ceux qui ont des vertiges[1]. »

Lemery, dans sa *Pharmacopée*, recommande la
poudre de crâne humain contre l'épilepsie, la
paralysie, l'apoplexie et les autres maladies du
cerveau, à la dose de 1 à 2 scrupules. Il ajoute :
« Le crâne d'une personne morte de mort violente
et prompte est meilleur pour les remèdes que
celui d'un mort de maladie longue, ou qui aurait
été tiré d'un cimetière, parce que ce premier a
retenu tous ses esprits, au lieu qu'ils ont été
épuisés en l'autre, soit par la maladie, soit par
la terre[2]. »

La naïveté de ces préceptes pourrait exciter
notre hilarité ; mais si, respectant le mysticisme
de ces auteurs qui nous disent : « Dieu, par une
prévoyance admirable, a voulu que le remède fût
proche du mal », nous ne tenons compte que de
l'élément-chaux, la première formule citée nous
apprendra que le citrate ou l'acétate de chaux
précipité par le tartre peut être un agent précieux
et doit être expérimenté.

Mais voici une autre préparation tirée du même
bouquin, qui va nous conduire à un médicament
fort employé de nos jours :

---

[1] La Chimie charitable et facile, approuvée par les docteurs
régents de la Faculté de Paris. — Paris, 1687, p. 155.

[2] Lemery, Pharmacopée, chap. L.

« Prenez les os d'un homme, les plus gros que vous pourrez avoir ; cassez-les et les faites rougir dans le feu, et quand ils seront rouges, vous les mettrez dans un pot de terre vernissé, dans lequel vous aurez mis une suffisante quantité de sain ou graisse d'homme ; couvrez le pot, et les laissez imbiber, puis les ostez de dedans et les pilez et mettez dans une cornue avec la graisse qui sera restée dans le pot ; distillez au feu de sable, et continuez votre distillation jusques à ce qu'il ne monte plus rien ; exposez cette liqueur au soleil.

» C'est un spécifique pour toutes douleurs des nerfs et de jointures, et pour les sciatiques [1]. »

Ceci se rapprochera assez du liniment oléo-calcaire du *Codex*, et de la crême ustiocore de M. Debourge de Rollot. Le phosphate de chaux, l'eau de chaux, le chlorure de chaux présentent toujours la même base calcaire, et les corps gras (graisse, huile d'amandes douces, huile blanche) peuvent se substituer sans que l'influence du médicament soit très-modifiée.

Arrêtons-nous dans ces considérations. Le docteur A. Pitschaft, dans son rapprochement entre la médecine moderne et la médecine ancienne, a fait depuis long-temps l'énumération des agents thérapeutiques, connus des anciens, que les mo-

---

[1] *Loc. cit.*, p. 157.

dernes croient avoir inventés [1]. Il est donc inutile
de répéter après lui cette nomenclature.

§ II. — *De la Gélatine.*

La gélatine est un produit animal que l'on
rencontre non-seulement dans le tissu osseux,
mais encore dans la peau, les aponévroses, les
tendons, les cartilages, et que l'on peut également
extraire de toutes ces parties par l'action prolongée
de l'eau bouillante.

En traitant aussi les os par l'acide chlorhy-
drique, on dissout la partie calcaire, et la gélatine,
qui ne peut se combiner avec l'acide, reste à sec.

La gélatine est une substance neutre qui, pure,
est incolore, inodore et insipide ; lorsqu'elle a été
dissoute dans l'eau chaude, elle se coagule par le
refroidissement en une masse tremblotante et fra-
gile. Elle perd la faculté de se prendre en gelée,
si on la chauffe trop long-temps. On obtient encore sa coagulation par l'alcool, le tannin, les
substances astringentes, qui ont aussi la propriété
de troubler son soluté.

La composition de la gélatine diffère de celle
de l'albumine et de la fibrine du sang. Les éléments
de ces derniers corps se groupent, en effet, sous

[1] *Journal der praktischen Heilkunde von Hufeland.* Avril
1834.

l'influence des alcalis caustiques, de manière à donner de la protéine; tandis qu'on ne peut parvenir au même résultat pour la gélatine, dont on ne peut extraire de la protéine d'aucune manière. Elle ne contient pas de soufre et ne peut conséquemment se transformer en sang, puisque les expériences démontrent que la nature n'a destiné à la sanguification que les combinaisons protéiques sulfurées (albumine, fibrine et caséine). La gélatine dérive du sang et naît des combinaisons protéiques; elle peut se produire par suite d'une fixation d'ammoniaque et d'oxygène, ou d'eau, d'urée et d'acide urique, sur les éléments de la protéine, ou bien aussi par suite de l'élimination d'une substance non azotée sur la protéine. (Liebig.)

Bien que la gélatine soit l'élément le plus azoté que les aliments puissent offrir aux carnivores, elle est impropre à la nutrition et à l'entretien des fonctions vitales : on connaît l'expérience des animaux exclusivement nourris de gélatine qui, au bout de quelque temps, périrent d'inanition. Elle éprouve dans l'organisme une transformation particulière, et est rejetée sous une forme différente de celle sous laquelle elle y a été introduite; elle n'en est évacuée ni par les urines ni par les fèces, et doit servir à renouveler les tissus gélatineux de l'organisme ayant éprouvé quelque perte.

L'économie domestique, les arts, la médecine font un emploi fréquent de la gélatine.

L'ingestion des tissus gélatineux rendus solubles exerce une influence telle sur le bien-être du corps, que la médecine n'a pas négligé cet agent thérapeutique; aussi voyons-nous l'usage fréquent de bains, de lavements, d'injections gélatineuses, préconisé dans les irritations d'entrailles, dans les inflammations de la vessie....

La gélatine porte divers noms, suivant son degré de pureté et la nature du corps d'où on l'a extraite.

La grenetine est la plus pure, et on l'emploie toujours pour les gelées pharmaceutiques et culinaires, pour les blancs-manger.... L'hyppocolle, qui nous vient de la Chine, où elle est préparée avec les cartilages blancs du zèbre, sert aux mêmes usages; et les gélatines, moins pures que ces dernières, sont employées à clarifier les vins.

Lorsqu'elle est extraite des peaux d'animaux, de parchemins, elle porte le nom de colle de Flandre : c'est celle qu'on emploie pour préparer les bains gélatineux. Extraite de matières plus communes encore, elle constitue la colle-forte, uniquement employée dans les arts.

La colle de poisson (ichthyocolle) s'obtient en desséchant la vésicule aérienne de différents poissons cartilagineux, tels que les raies, les squales, et surtout les poissons du genre chondroptérygien, connus sous le nom d'esturgeons, *Accipenser huso*, *A. ruthenus*, *A. sturio*.

En pharmacie, l'ichthyocolle sert à la fabrication du taffetas d'Angleterre.

Les auteurs modernes rapportent à la gélatine l'action médicinale de certains décoctés usités dans la médecine ancienne, tels que les bouillons de lézards, de crapauds, de vipères, de renard, de pénis de cerf ou de taureau, de cornes de rhinocéros;...... mais cette opinion n'est nullement fondée, et n'a jamais été raisonnablement vérifiée. Il résulte de tous les renseignements que nous avons pu recueillir sur les reptiles, que l'ingestion d'une préparation exclusivement composée de ces animaux (bouillons, poudres, viande rôtie....) est un excitant énergique, et même un sudorifique puissant, propriétés certes bien éloignées de celles de la gélatine.

Nous reviendrons sur ces considérations quand nous aurons à parler de ces divers animaux; passons à l'examen de la partie molle proprement dite.

CHAPITRE II.

PRODUITS TIRÉS DES PARTIES MOLLES.

Tissu cutané.

Les parties molles renferment les tissus divers de l'organisme désignés par les épithètes de *cutané*, *cartilagineux*, *tendineux*, *musculaire*, *adipeux*...., et comprennent dans leur étude celle des produits sécrétés et excrétés par les différents appareils de l'économie animale.

Le tissu cutané ou la peau, le tissu musculaire généralement appelé *viande*, enfin le tissu adipeux ou graisseux comprenant les corps gras de l'organisme, tels que la graisse, le suif, les huiles, la moelle, doivent tour-à-tour fixer notre attention.

§ 1. — *De la Peau.*

La surface extérieure du corps de tous les animaux est revêtue d'une membrane tégumentaire plus ou moins épaisse et bien distincte des parties qu'elle recouvre ; on l'appelle *peau.* C'est par son intermédiaire que s'exerce la faculté du toucher, en elle que réside la sensibilité tactile plus ou moins délicate dont jouissent tous les animaux.

Nous n'avons pas à nous arrêter ici sur la structure anatomique de la peau ; rappelons-nous

qu'elle se compose de deux couches principales :
une profonde et plus épaisse portant le nom de
derme, une superficielle nommée *épiderme*.

La surface de la peau est criblée d'ouvertures :
les unes petites, constituant les pores et livrant
passage à la sueur chez les animaux qui sécrètent
ce liquide ; les autres plus grandes, livrant passage soit à des poils, des plumes ou des écailles,
soit à des matières grasses plus ou moins odorantes sécrétées par des follicules logés dans
l'épaisseur du derme.

Chez tous les animaux, la peau est garnie d'appendices tégumentaires servant à la protéger et
à conserver la chaleur développée dans l'intérieur
du corps. Ces appendices varient dans la série des
vertébrés : ce sont des poils chez les mammifères,
des plumes chez les oiseaux, des écailles ou
squammes chez les reptiles et les poissons.

Les poils chez les mammifères affectent diverses
formes qui les ont fait appeler *soies, crins, laine,
duvet,* selon leurs différents états de dureté ou de
souplesse ; et il en est chez lesquels les bulbes
pilifères sont tellement rapprochés, que les fila-
ments cornés qu'ils produisent se soudent entre
eux et forment des lamelles solides assez sembla-
bles aux écailles : tels sont les curieux mammifères
connus sous le nom de pangolins.

L'homme a su approprier à ses besoins la dépouille des animaux qui l'entourent ; aussi la peau des mammifères est-elle devenue un objet indispensable aux besoins des peuples. C'est, en effet, le derme de la peau qui, diversement préparé par le tannage, constitue le cuir ; la dépouille entière fournit la fourrure, et ce sont les poils qui, filés et habilement tissés, forment les étoffes dont nous sommes vêtus.

L'usage des tissus de laine, comme vêtement, date des temps les plus reculés ; mais, par les progrès toujours croissants de l'industrie, nous sommes parvenus à tisser des étoffes d'une finesse extrême dont la médecine s'est emparée comme agents thérapeutiques et qu'elle préconise tous les jours : je veux parler du tissu connu sous le nom de *flanelle*.

Appliquée sur la peau, la flanelle maintient la transpiration insensible, empêche l'action subite des changements brusques de température sur la surface du corps, et enfin tonifie la peau par une espèce d'excitation, véritable action électrique communiquée par le frottement.

C'est surtout dans les pays chauds que l'usage de la flanelle est important, parce que là les variations de température sont plus brusques, et la fraîcheur des soirées et des nuits plus redoutable.

Nous avons eu des exemples de la justesse de cette observation dans les premiers temps de la

guerre d'Afrique ; les inflammations intestinales
étaient si fréquentes que la dysenterie décimait
nos troupes. Les moyens hygiéniques prévalurent,
et l'usage de ceintures de laine diminua rapidement le nombre des malades : maintenant qu'il
est généralement adopté, cette grave affection fait
peu de ravages, et a presque disparu de notre
importante colonie.

D'ailleurs, les coutumes des peuples doivent
être pour nous des enseignements profitables, car
ils sont basés sur la longue expérience des temps.
Or, nous voyons chez les peuples des contrées
chaudes l'usage des tissus de laine avoir prévalu
de tout temps.

Dans les pays du nord, le but principal du
vêtement est de préserver de l'action constante du
froid : les fourrures et les tissus de laine sont employés comme mauvais conducteurs, et devant
empêcher la déperdition du calorique animal ;
l'application de la flanelle est moins utile et n'est
pas même nécessaire.

La question de la chaleur propre des animaux
vertébrés les avait d'abord fait diviser en *animaux
à sang chaud* et *animaux à sang froid ;* mais cette
dénomination peu rationnelle est maintenant abandonnée ; car, à proprement parler, il n'y a pas
d'animaux à sang froid, puisque la température
propre de ces derniers, tels que les reptiles et les

poissons, est dépendante du milieu dans lequel ils se trouvent ; aussi a-t-on préféré la dénomination d'*animaux à température constante* et d'*animaux à température variable*.

Les reptiles, comme les poissons, ne produisent pas assez de chaleur pour avoir une température sensiblement au-dessus de celle de l'atmosphère ou du milieu dans lequel ils se trouvent ; leur corps subit les vicissitudes du milieu ambiant, une chaleur de 50 degrés leur est promptement funeste, et le froid tend à ralentir chez eux tous les phénomènes vitaux.

La présence des pores de transpiration dans la peau est un fait digne d'attention ; car il paraît être lié au genre de nutrition des animaux, et fait varier leur quantité d'aliments selon qu'elle en présente ou qu'elle en est dépourvue. C'est ainsi que les carnivores exigent pour leur conservation une quantité moindre de nourriture, parce que leur peau est dépourvue de pores de transpiration, et qu'à volume égal, ils perdent moins de chaleur que les herbivores, qui sont obligés de restituer par la nourriture la chaleur perdue (Liebig). On sait, du reste, que chez l'animal il ne se produit de chaleur que dans les parties où pénètre l'oxygène atmosphérique, qui arrive par l'intermédiaire du sang artériel ; aussi les poils, la laine, les plumes sont-ils sans chaleur propre.

Chez les oiseaux, la peau est recouverte de plumes, productions analogues aux poils des mammifères, mais d'une organisation plus compliquée, en raison des usages pour lesquels la nature les a placées chez ces êtres. Elles sont sécrétées par un organe nommé *capsule*, qui, selon les individus, acquiert une longueur plus ou moins considérable. La forme des plumes varie beaucoup : les unes ressemblent à des piquants de mammifères ; les autres forment, par l'accrochement de leurs barbules, une lame que l'air ne traverse pas ; il en est qui présentent une mollesse et une légèreté extrêmes qui les rapprochent des poils, ou enfin qui nous offrent un simple *duvet*, forme qui se trouve plus particulièrement dans le jeune âge de ces êtres, et que l'industrie nous offre sous le nom d'*édredon*, de même que le duvet de l'eider commun, palmipède qui garnit son nid de cette précieuse dépouille que la femelle arrache de son ventre.

La peau des oiseaux est dépourvue de pores de transpiration, et c'est aussi chez eux que la chaleur animale est la plus grande. Chez certains d'entre eux, comme les rapaces, elle exhale une odeur forte, analogue à celle que produisent certains mammifères carnassiers ; chez d'autres enfin, comme les palmipèdes, qui sont conformés pour la natation, le plumage est imprégné d'un suc huileux qui le rend presque imperméable à l'eau.

Les reptiles ont, pour la plupart, la peau recouverte d'une couche épidermique épaisse, et formée par des lames plus ou moins dures de matière cornée ou même osseuse; il en est cependant quelques-uns dont la peau est complètement nue et dont l'épiderme est à peine distinct: tels sont les batraciens.

Enfin, chez les poissons, la peau gluante et visqueuse est nue ou couverte d'écailles, qui tantôt ont la forme de grains rudes, tantôt sont des tubercules très-gros, ou enfin des plaques d'une grande épaisseur; mais, généralement, elles ont l'aspect de lamelles minces, enchâssées sous les replis du derme, et comparables à nos ongles; elles renferment beaucoup de sels calcaires.

Chez tous les animaux vertébrés, l'appareil tégumentaire est soumis tous les ans à une modification qui constitue la mue.

La peau de l'homme subit ce mouvement de rénovation d'une manière constante, et l'épiderme desséché tombe en plaques si petites et si minces que nous portons peu notre attention sur ce phénomène; mais il ne passe pas inaperçu dans certaines régions, à la tête par exemple, d'où nous voyons souvent tomber une foule de pellicules.

Les poils des mammifères tombent pour être remplacés par d'autres, et cela à une époque déterminée, au printemps ou à l'automne ; selon le langage vulgaire, l'animal prend alors son poil d'été ou son poil d'hiver. Par suite de ce fait, la couleur du pelage est ordinairement modifiée, quoique ce ne soit pas là un fait constant ; mais la mue apporte le plus souvent un changement très-considérable dans la nature et l'abondance des poils, la quantité de duvet augmente, et la fourrure devient d'autant plus épaisse que l'animal habite des pays plus froids.

Les oiseaux sont soumis à la mue, qui s'effectue en général chaque année après la ponte, et peut même s'effectuer deux fois, à l'automne et au printemps, comme chez les mammifères.

Chez les reptiles, la mue a lieu comme dans les autres vertébrés, et ceux qui ont la peau nue l'éprouvent même plusieurs fois par an. Elle consiste dans le renouvellement complet de l'épiderme, qui est de consistance moyenne. Tantôt il se détache partiellement et ne tombe que par lambeaux ; tantôt il se détache en entier, en conservant la forme de l'animal dont il provient.

Les chéloniens ont la peau garnie de grandes plaques cornées, dont la disposition et l'aspect varient suivant les espèces ; et l'industrie emploie sous le nom d'*écaille* les plaques qui recouvrent la carapace d'une grande tortue de mer.

L'épiderme des sauriens se renouvelle tous les

ans et tombe par lambeaux comme chez les batraciens. J'élevais des crapauds dans un bocal, et j'ai
vu, à l'époque de la mue, l'épiderme se détacher
de leur corps en couche très-mince, et l'animal
aider lui-même ce travail de la nature en grattant
avec ses pattes la surface de son corps.

Dans l'ordre des ophidiens, l'épiderme se
détache en entier, et la mue présente des circonstances assez curieuses, dont j'ai plusieurs fois été
témoin. Quand son époque est venue, la couleur
de l'animal perd de son brillant, la peau devient
sèche, et il commence à se faire, en différents
points du corps, des boursoufflures qui indiquent
le décollement de l'épiderme d'avec la partie sous-
jacente. Les écailles labiales commencent à se
détacher en se relevant sur elles-mêmes; les plaques de la tête exécutent ensuite ce même travail,
en même temps que les écailles de la gorge; l'animal se meut et la partie décollée se replie sur
elle-même; la tête se dégage ainsi en laissant son
enveloppe entière et non déchirée, et l'épiderme
de tout le corps suit le même mouvement et se replie à l'envers, de telle sorte que dans l'épiderme
expulsé la surface interne devient la surface
externe.

Lorsque l'animal est en liberté, il s'aide en
rampant dans les herbes ou dans les broussailles,
qui, offrant une résistance à l'épiderme déjà

relevé, lui permettent de s'en débarrasser plus facilement. Lorsqu'on le tient en captivité dans une caisse, c'est en s'enroulant sur lui-même qu'il parvient au même résultat. Mais un fait digne de remarque dans ce travail, c'est que la conjonctive de l'œil suit ce mouvement d'expulsion et se renouvelle à chaque mue. Ce fait est constant; je l'ai toujours observé chez les ophidiens que j'ai élevés, et je l'ai vérifié dans toutes les dépouilles de serpents que j'ai pu trouver dans mes excursions.

§ II. — *Sécrétions cutanées.*

La surface intérieure du corps est aussi, chez tous les animaux, revêtue d'une membrane tégumentaire appelée *membrane muqueuse*, qui continue à l'intérieur la peau qui les recouvre extérieurement : cette membrane muqueuse, qui prend différents noms suivant le point de l'économie dans lequel on l'envisage, est le siége de sécrétions particulières. Mais on retrouve aussi des sécrétions qui ont leur siége dans la peau externe, et qu'il ne faut pas oublier de signaler.

Ainsi, dans les carnassiers insectivores, la musaraigne présente sur chaque flanc et sous les poils ordinaires, une bande de soies raides et serrées, entre lesquelles suinte une humeur odorante rappelant le goût de l'oseille, et sécrétée par une glande particulière.

Le desman ou rat musqué, qui appartient à la même tribu, et dont une espèce habite les ruisseaux et les torrents qui avoisinent Bagnères de Bigorre, où j'ai pu voir cet animal, doit son odeur musquée à une matière grasse sécrétée par des follicules situés sous la peau.

La plupart des carnassiers exhalent aussi une odeur forte, quelquefois fétide, comme les moufettes, les putois, les martres, le furet, la fouine et la plupart des digitigrades; quelquefois agréable, quoique très-forte, comme chez les civettes, et due à la présence, près de l'anus, d'une poche plus ou moins profonde où s'amasse une matière onctueuse et odorante sécrétée par une glande particulière. Cette matière était autrefois un article de commerce assez important; encore exploitée de nos jours, elle nous vient généralement d'Abyssinie; elle est peu ou point usitée en médecine, dont elle pourrait probablement augmenter les richesses thérapeutiques.

Chez les rongeurs, la présence d'une matière odorante dans les téguments est plus rare que dans le groupe précédent, mais elle existe; et dans la tribu des castoriens, deux grosses glandes placées sous la queue de ces animaux et dont les canaux excréteurs aboutissent dans des replis cutanés, y versent cette matière à odeur très-forte, employée en médecine sous le nom de *castoréum*.

Chez les herbivores, en général, la peau n'est pas le siége d'une odeur caractéristique particulière, et c'est seulement chez quelques ruminants que nous retrouvons une odeur forte et musquée; comme chez le chevrotain, ruminant sans cornes, dont le mâle présente au-dessous du bassin une poche remplie d'une substance solide, granuleuse, grasse, à odeur très-forte, le *musc*, si utile à l'art de guérir. Enfin, chez les ruminants à cornes creuses, qui fournissent la laine, le poil est enduit d'une matière grasse, nommée *suint*, qui exhale une odeur très-mauvaise.

Un fait digne de remarque, c'est que tous les produits odorants que je viens de mentionner présentent le caractère général d'avoir tous une odeur musquée, qu'il existe particulièrement chez des animaux dont la peau est dépourvue de pores de transpiration; car le chevrotain porte-musc a, comme on le sait, des poils si gros et si cassants, qu'on pourrait presque leur donner le nom d'*épines*, tandis qu'ils ne présentent pas le même caractère aussi marqué chez les autres chevrotains; de telle sorte que l'on peut considérer la sécrétion de la matière grasse et odorante, comme celle d'une sueur particulière, s'effectuant dans des endroits déterminés où l'air extérieur a peu d'accès. Nous savons que, chez l'homme, dans les endroits plus particulièrement soustraits à l'action de l'air, aux aisselles, aux pieds, la sueur est souvent fort abondante, et laisse déposer sur les poils ou entre les doigts une matière grasse, à odeur forte et souvent très-désagréable.

La sueur est un liquide acide, fourni par la sécrétion de petites ampoules logées dans l'épaisseur du derme. Sa production chez l'individu n'est pas un fait constant, et sa quantité dépend de certaines circonstances de température ou de certaines conditions physiques, pathologiques et même morales.

La production de la sueur est un fait constant chez les animaux herbivores, et se fait d'une manière abondante chez ceux que l'homme a soumis au travail. Mais, chez ces êtres, elle ne laisse exhaler aucune odeur; tandis que, chez les carnivores où elle est nulle, il existe une émanation odorante commune à tous ces animaux.

En présence des faits et des considérations que nous venons de présenter, nous sommes en droit de supposer que la formation des produits odorants chez les animaux est le résultat d'une excrétion nécessaire pour les débarrasser de parties inutiles à leur être.

Bien que l'on connaisse peu la composition des sécrétions animales, on sait du moins que toutes renferment de l'azote en combinaison chimique, toutes entrent en fermentation putride et dégagent

des produits ammoniacaux (Liebig). D'un autre
côté , tous les produits qui nous occupent sont des
corps gras rangés par les chimistes dans les corps
gras non saponifiables , et leur dissolution alcoolique saturée à chaud dépose , par le refroidissement , de la matière grasse ordinaire ; tandis que
la liqueur-mère fournit, par évaporation lente , des
cristallisations déliées et transparentes , possédant
à un faible degré l'odeur et la saveur de ces
substances.

La nature, en maintenant chez certains animaux
les produits de ces sécrétions dans des cryptes ou
des poches destinés à les recueillir, les a placés
dans toutes les circonstances favorables au développement de la fermentation : c'est sans doute sous
l'influence de cette dernière qu'ils acquièrent leur
principe odorant , et en vertu d'une combustion
lente sans cesse entretenue par l'impulsion fermen-
tatrice , que le musc , par exemple , sans changer
de poids ni diminuer de volume , fournit constamment ces émanations odorantes qui révèlent sa présence. Bien plus, l'odeur de ces substances passe
dans l'organisme des êtres qui , d'une manière ou
de l'autre , les ont ingérées : ainsi , le brochet, qui
avale souvent des desmans , présente alors une
chair immangeable , en raison de l'odeur que cette
nourriture lui a communiquée.

Les physiologistes modernes ont d'ailleurs fourni

des expériences qui tendent à démontrer la présence de l'azote dans toutes les émanations odorantes. On peut donc présumer, par analogie, que tous les produits odorants des animaux sont des combinaisons carbonées, dont l'odeur serait due à des transformations déterminées sous l'influence de l'azote, soit que ces transformations s'effectuent dans le corps de l'animal, soit qu'elles ne prennent naissance qu'au contact de l'air extérieur.

Nous pouvons mentionner ici un produit particulier, l'ambre gris, bien qu'il paraisse se former dans l'organisme animal sous l'influence de certaines conditions morbides. Peu de substances ont donné lieu à autant d'hypothèses sur sa nature que l'ambre gris, successivement considéré comme un excrément d'animaux marins, comme une résine, un bitume, une dégénérescence cireuse ; on s'accorde aujourd'hui à le regarder comme un produit morbide du cachalot, se rapportant à des calculs urinaires, biliaires ou pancréatiques. Son odeur, peu marquée, se développe rapidement au contact de certaines substances, comme de la potasse, et devient alors très-suave. Ce corps est fusible à la chaleur, insoluble dans l'eau, mais soluble dans l'alcool, qui en sépare une matière blanche et nacrée qu'on a nommée *ambréine*. L'ambre gris passe pour stomachique, aphrodisiaque et antispasmodique; aussi est-il, en médecine, d'un usage assez fréquent.

Nous avons signalé l'odeur musquée comme se présentant dans tous les produits sécrétés que nous venons d'examiner. Ne découle-t-il pas de cette remarque générale la possibilité de faire, en médecine, une classe de médicaments jouissant de propriétés analogues, mais à des degrés différents, de telle sorte qu'on puisse en établir une série rangée par intensité d'action, série dans laquelle on pourrait puiser l'agent propre de l'effet à produire?

Enfin, il est un fait, aussi curieux que digne de recherches, qui se présente dans l'étude de la partie tégumentaire des animaux.

Quelle que soit la nature des appendices qui recouvrent la peau, nous les voyons, dans la série animale, revêtir les couleurs les plus variées, les plus sombres comme les plus brillantes; et, dans les êtres moins parfaits que nous appelons animaux inférieurs, nous pouvons retrouver toutes les couleurs possibles, les reflets les plus divers, et ces tons magnifiques que nous fournit le règne minéral.

Qui nous dira les influences sous lesquelles ces couleurs prennent naissance, comment elles se forment dans l'organisme? Certes, c'est là un sujet bien digne de recherches. Mais, trop profondément cachée dans les secrets de la vie, la cause de ces phénomènes nous échappe, et nous ne pouvons que les constater.

Chez les mammifères, la couleur du poil varie du blanc au noir, en passant par des teintes jaunâtres ou brunes plus ou moins foncées. Un seul mammifère carnassier insectivore, le chrysochlore, voisin des taupes, nous offre un pelage vert changeant en couleur de cuivre. Nous retrouvons bien chez certains singes, et même chez d'autres mammifères, des couleurs bleues, rouges ou jaunes; mais le chrysochlore est le seul de cette classe qui nous présente ces beaux reflets métalliques changeants dont brillent tant d'oiseaux, de reptiles, de poissons et d'insectes.

Nous pourrions entamer ici l'histoire rapide des sécrétions animales en général; mais cette étude, qui nous entraînerait dans des considérations assez longues, couperait d'une manière inopportune l'ordre de notre travail. Aussi mieux vaut la renvoyer plus loin, attendre que nous ayons terminé ce qui a rapport aux parties molles que nous envisageons, et avoir passé en revue les chairs et les graisses.

CHAPITRE III.

Tissu musculaire.

Le tissu musculaire, communément appelé *chair* ou *viande*, est représenté par la masse molle et charnue des animaux. Constituée par un amas de fibres régulièrement juxta-posées et retenant entre leurs mailles divers liquides de l'économie, la chair ne présente pas la même conformation dans toute la série des vertébrés, et varie d'aspect et de composition. Les animaux à température constante (mammifères et oiseaux) présentent une chair analogue, rougeâtre, et prenant une teinte plus ou moins foncée selon les espèces, à fibres longues et groupées en faisceaux assez volumineux; tandis que, chez ceux dont la température est variable (reptiles et poissons), la chair est moins colorée, a une teinte rose décroissant insensiblement, et présente des fibres courtes et réunies en petits faisceaux.

L'homme trouve dans la chair des animaux un élément de nutrition, et cela en raison de la composition chimique du tissu musculaire qui renferme tous les éléments du sang; mais, bien que renfermant ces éléments, toutes les viandes ne

jouissent pas au même degré de propriétés excitantes ou nutritives, et la quantité de principes
nutritifs q'uelles renferment varie avec les diverses
classes.

La médecine a su tirer parti de ces différences de composition de viande, et l'hygiène
recommande tous les jours dans telle ou telle
affection, comme dans les convalescences, telle
viande plutôt que telle autre.

Reconnaître aux viandes la propriété de nourrir
plus ou moins, d'exciter ou de relâcher, d'être facilement ou difficilement digestibles, c'est admettre
que les viandes ont une vertu médicamenteuse; et
la vieille thérapeutique l'avait posé en principe,
en ordonnant le bouillon de veau ou de poulet,
plutôt que celui de bœuf ou de mouton, ou le
bouillon de vipère dans certaines affections graves;
du reste, la thérapeutique moderne suit encore
tous ces préceptes.

Il est clair que, si tous les animaux vivaient
d'une même matière organique, leur chair offrirait
des modifications peu appréciables; mais en raison
de la variété des aliments exigés par la variété des
espèces, il est évident que la chair doit avoir des
propriétés diverses résultant de la nourriture; de
même que nous voyons dans le règne végétal les
plantes jouir de propriétés médicamenteuses diverses, en raison des sels inorganiques qu'elles

ont absorbés et des modifications diverses qu'elles leur ont fait subir dans leur organisme.

C'est précisément à ces qualités plus ou moins nutritives ou excitantes que sont dus les noms de viandes *lourdes* ou *légères*, de viandes *blanches* et *noires*, dénominations du vieux temps que nous avons conservées de nos jours.

Les matériaux du sang retenus dans les mailles du tissu musculaire communiquent aux viandes les qualités que nous venons de citer ; aussi convient-il de nous arrêter un moment sur les propriétés de ce liquide, et de jeter un coup-d'œil sur les modifications qu'il présente dans la série des vertébrés.

§ I. — *Du Sang.*

Le sang, comme nous le savons, est composé de deux parties ; une liquide (le *sérum*), et une solide représentée par de petits corpuscules microscopiques (les *globules*).

Dans toute la série des vertébrés, le sérum ne varie pas, mais les globules changent de forme, de volume, et leur quantité varie avec les classes.

Dans un même genre d'animaux, la forme et la grosseur des globules reste à peu près la même, tandis que, d'une classe à une autre, les différences de volume et de forme peuvent varier considérablement.

Chez tous les mammifères, comme chez l'homme, les globules du sang sont circulaires ; on n'a encore observé que deux animaux de cette classe dont le sang présente des globules elliptiques : ce sont le chameau et le lama ; d'une petitesse extrême chez tous ces êtres, ils atteignent leur maximum de grosseur chez le callitriche, et leur minimum chez la chèvre.

Dans la classe des oiseaux, les globules sont elliptiques, plus grands et plus nombreux que chez les mammifères. Ils affectent la même forme chez les poissons : la lamproie seule fait exception à la règle, les globules de son sang étant circulaires. Chez les reptiles, ils sont encore elliptiques ; mais, dans cette classe, ils présentent le maximum de volume, à tel point, que leur longueur est d'environ un dix-septième de millimètre chez le protée.

Enfin, dans ces deux dernières classes, la quantité de globules du sang est moindre que dans les deux autres.

La quantité des globules dans le sang d'un animal est en rapport direct avec la quantité de chaleur qu'il développe ; aussi voyons-nous les oiseaux avoir une température plus élevée que celle des mammifères, tandis que les reptiles et les poissons nous offrent la température la plus élevée de la série.

Le sang, physiologiquement constitué par le

sérum et les globules, présente à l'analyse chimique un nombre considérable de substances différentes. Indépendamment de l'albumine, de la fibrine, éléments qui sont la base des tissus organiques des animaux et de la chair musculaire, de la matière rouge contenant du fer qui le colore, le sang contient en outre une proportion considérable d'eau variant avec les classes, du soufre, du phosphore, de la soude, de la chaux, de la potasse, de la magnésie, des sels alcalins, des acides gras;........ éléments bien nombreux sans doute, qu'il contient en proportions bien minimes, mais que nous retrouvons ensuite dans la composition des parties solides ou liquides de l'économie.

Agent spécial de la nutrition, le sang porte dans tous les organes de l'économie animale les substances propres à réparer les pertes qu'ils ont subies. Tout le monde sait que lorsque par un moyen mécanique on diminue la quantité de sang reçu par un organe, il diminue de volume et se flétrit ; tandis que si par l'exercice on fait parvenir une quantité considérable de sang dans ce même organe, on le verra revenir à ses dimensions normales.

Dans la vieille thérapeutique comme dans les temps les plus reculés de l'histoire, on retrouve le sang employé comme agent thérapeutique, et tous les auteurs qui ont traité de l'origine de la médecine rappellent cet usage.

Chez les Juifs, on ordonnait aux vieillards attaqués d'apoplexie, de la lèpre ou de convulsions, de boire le sang des jeunes enfants ou des chevreaux.

Les voyages des navigateurs célèbres nous donnent une foule de récits sur le même sujet : ainsi, Bosman [1] affirme que Angua, chef des nègres de Jabi sur la côte d'Or, boit souvent le sang de ses captifs et même de ses femmes pour se fortifier.

Dans son ouvrage sur l'origine des lois, Goguet fait observer que les peuples qui chassent au bouquetin et au chamois sur les Alpes, boivent toujours le sang de ces animaux dès qu'ils les ont tués, et prétendent que rien ne donne au corps plus de force et de vigueur.

J'ai moi-même été témoin de ce fait dans les Pyrénées ; plusieurs guides de Luchon et de Cauterets m'ont affirmé qu'ils ne négligeaient jamais cette mesure, et qu'ils buvaient toujours le sang des isards, des bouquetins ou des ours qu'ils venaient de tuer.

Du reste, dans l'économie domestique, on fait grand usage du sang des animaux qu'on égorge, on le prépare de diverses manières, et dans beaucoup de villes c'est un des mets quotidiens du peuple.

[1] Descrip. de la côte de Guinée, Let. II, p. 2.

Cet aliment n'a rien de malsain ; il contient, au contraire, des éléments très-assimilables et très-nutritifs, et jouit de propriétés toniques.

Autrefois le sang de certains animaux desséché et réduit en poudre passait pour sudorifique et apéritif ; il était employé à des doses très-faibles dans certaines affections, telles que les pleurésies, les fièvres malignes.

Le sang humain même passait pour résolutif et était employé dans plusieurs remèdes externes.

Il est vraiment amusant de voir avec quelle admiration certains vieux livres parlent des vertus du sang humain, et quelle foule de propriétés ils lui attribuent. Ainsi, par exemple, le sang distillé fournissait autrefois une eau appelée *esprit des esprits*, jouissant de toutes les vertus possibles [1].

Dans toutes les parties du corps où il arrive, le sang produit une excitation sans laquelle la vie s'éteindrait inévitablement : cette propriété excitante paraît, d'après les auteurs, devoir être principalement due à la présence des globules.

La *transfusion* du sang a vivement préoccupé les esprits. Cette remarquable opération, pratiquée vers le milieu du xviie siècle, alors que toutes les maladies étaient attribuées à l'altération du sang, ne satisfit ni ses inventeurs ni leurs prosélytes ;

---

[1] *Voir* Chimie charitable, etc.

ignorant les conditions nécessaires à la réussite de ce procédé, à peine comptaient-ils quelques succès à côté des accidents les plus graves et même de la mort qui suivirent leurs dangereuses tentatives.

Mais, de nos jours, la question, étudiée sous ses différents points de vue par des esprits éclairés des lumières de la micrographie et des connaissances physiologiques, s'est tout-à-fait éclaircie, et nous connaissons des procédés par lesquels le succès de cette grave opération est presque assuré.

S'il est des cas où la vie en danger nécessite les moyens les plus prompts et les plus énergiques pour être maintenue dans le corps qui est sur le point d'en être privé, cas où le fluide vivifiant devenu trop rare est incapable de nourrir et d'exciter les organes, il en est d'autres aussi où son action devenue trop vive peut être une cause de trouble et de mort; alors l'expulsion de l'organisme d'une certaine quantité de ce liquide devient nécessaire, et la *saignée* prévient le danger. Cette opération, souvent précieuse, a eu aussi son côté funeste, et, à certaines époques d'égarement, nous l'avons vue préconisée par d'ardents pronateurs. De nos jours, la philosophie naturelle et expérimentale nous a appris à ne pas nous abandonner aveuglément à de tels écarts, pas plus fondés sur l'expérience que sur le raisonnement, et la saignée, quoique d'un usage quotidien, n'est plus appliquée indifféremment à tous les cas.

Je n'ai pas ici à faire l'histoire de la saignée, et par conséquent à rechercher son origine; mais je ne laisserai cependant pas passer l'occasion de rapporter à ce sujet un passage d'un livre assez curieux.......

« En considérant combien de circonstances mènent aux sciences, ne peut-on pas attribuer cette découverte (saignée) des Péruviens à leurs chauves-souris, qui y sont en si grand nombre que dans quelques provinces, lorsqu'elles commencent à voler après le coucher du soleil, elles couvrent les rues d'un nuage épais; elles sont presque aussi grandes que des rats, et le dessous des toits des maisons de campagne en est généralement couvert; elles saignent avec la plus grande adresse les hommes et les animaux. Les habitants étant obligés par l'excessive chaleur de laisser pendant la nuit les portes et les fenêtres ouvertes, les chauves-souris y entrent, et s'il arrive qu'elles trouvent le pied de quelqu'un découvert, elles insinuent leurs dents dans la veine avec tout l'art du plus habile chirurgien; elles sucent le sang jusqu'à ce qu'elles soient rassasiées; alors elles ôtent leurs dents, et le sang coule abondamment par la blessure.

» Des personnes dignes de foi m'ont assuré que cet accident leur était arrivé, et que, si elles ne s'étaient pas réveillées assez tôt, elles seraient passées du sommeil à la mort, ayant perdu une si grande quantité de sang, qu'à peine leur restait-il assez de force pour fermer leur blessure. La raison qui empêche de sentir la dent de ces animaux est attribuée à l'agitation agréable et rafraîchissante de l'air battu par les mouvements de leurs ailes, ce qui engage à un profond sommeil.

» Le P. Martin rapporte une histoire curieuse des succès de la phlébotomie, par une des chauves-souris dont on a déjà parlé.

» Le domestique d'un couvent était malade d'une pleurésie très-dangereuse ; ayant besoin d'être saigné sur-le-champ, il essaya deux ou trois fois de s'ouvrir la veine avec un rasoir ; mais il ne vint point de sang, ce qui fit croire que dans peu de temps il serait mort. Les moines lui firent leurs derniers adieux et sortirent pour aller préparer la tombe. Pendant qu'il était ainsi abandonné, une chauve-souris ouvrit la veine d'un de ses pieds qui était découvert ; cet animal se rassasia de sang et laissa la veine ouverte. Au lever du soleil, les moines vinrent retrouver cet homme qu'ils avaient abandonné, le croyant mort ; il était alors très-gai et presque rétabli [1]. »

---

[1] Histoire de l'origine de la médecine, par M. Coakley Lettson, M. D. — 1787.

Certains animaux invertébrés de l'ordre des annélides suceurs (les sangsues) sont employés constamment en médecine pour pratiquer des saignées locales. L'armature de la bouche de ces animaux leur permet de percer la peau de l'homme pour en sucer le sang; et c'est à raison de cette faculté, qu'on les utilise dans certains cas inflammatoires où l'afflux du sang dans tel ou tel point demande une prompte dérivation.

§ II. — *Des Viandes.*

Si, dans l'ordre pathologique, il existe des circonstances telles, que le sang modifié dans ses qualités exige des opérations aptes à augmenter ou à diminuer sa masse, il faut reconnaître que, dans l'état de santé, toute circonstance pouvant amener l'augmentation ou la diminution de la quantité normale du sang, devient une cause morbide : donc la quantité d'éléments sanguifiables ingérés dans l'organisme, tout comme leur qualité, doit être prise en grande considération dans le choix de la nourriture.

Barthez a dit : « Le traitement des maladies chroniques consiste dans des alternatives d'excitation et de relâchement. » Ce grand précepte peut s'appliquer à l'entretien de la vie dans l'état de santé, et une alimentation bien combinée doit se composer de deux ordres d'aliments qui possèdent chacun une de ces propriétés.

Les éléments sanguifiables que nous trouvons dans les viandes (albumine, fibrine et caséine), servent à restituer les parties d'organes qui ont perdu de leur vitalité et de leur organisation par l'effet des métamorphoses qu'ils subissent dans l'état vivant, et tout le superflu d'azote donne des combinaisons qui, séparées dans les reins du sang artériel, sont expulsées par les urines ; tandis que les produits carbonés non sanguifiables, fournis par les corps gras, sortent de la vésicule biliaire sous forme de combinaison de soude soluble dans l'eau, pour rentrer dans l'organisme.

On a nommé *osmazome* un liquide épais, incristallisable, d'une couleur brun rougeâtre, ayant l'odeur et la saveur du bouillon de viande, qui, soumis à l'action du feu, fond, se boursoufle et noircit en répandant une odeur de corne brûlée. Cette matière est regardée comme un principe immédiat assez répandu dans les substances animales. C'est surtout dans le tissu musculaire qu'on la rencontre, et sa présence en plus ou moins grande quantité dans les viandes provenant de divers animaux, a fait regarder ces viandes comme plus ou moins nutritives et excitantes.

Soluble dans l'alcool et dans l'eau, l'osmazome donne des teintures médicamenteuses très-exci-

tantes, que l'on peut regarder comme un moyen
thérapeutique précieux, en raison de l'action facile
des agents tirés du monde organique.

C'est surtout chez les herbivores que l'on rencontre la viande la plus riche en osmazome, et le
mouton est un des mammifères qui en contient le
plus. On la retrouve aussi en grande abondance
dans le tissu musculaire de certains oiseaux ;
tandis qu'il en est presque entièrement dépourvu
chez certains autres, comme les poulets.

Les viandes convenablement présentées à l'organisme, en raison de la présence plus ou moins
grande de ces éléments d'excitation, pourront donc
servir à accélérer ou à ralentir les activités vitales.

Mais sous la dénomination commune de viande,
sont contenus des éléments divers, des éléments
nutritifs et des éléments réparatoires, appelés en
langage vulgaire le *maigre* et le *gras*, ou scienti-
fiquement la *chair* et la *graisse*. Chacun de ces
deux éléments provient d'une source diverse : la
chair dérive de la protéine ; la graisse, des éléments
carbonés. Les expériences démontrent, en effet,
que la nature n'a destiné à la sanguification que
les combinaisons protéiques sulfurées : la chair
nourrit, la graisse sert à l'entretien de l'acte
respiratoire.

La vie des animaux ne peut être entretenue par
aucun corps azoté dont la composition diffère de

celle de la fibrine, de l'albumine et de la caséine : ce sont, de tous les aliments azotés, les seuls qui ont la propriété de se convertir en sang. La chair des animaux, le sang qui renferme ses principes, sont de puissants éléments de nutrition ; aussi les voyons-nous former la base de la nourriture des hommes.

La richesse de la viande en matière nutritive ou sanguifiable varie singulièrement dans la série des vertébrés, où elle présente des propriétés physiques, chimiques et physiologiques différentes. Il est, en effet, facile de reconnaître à première vue que la viande de bœuf n'est pas semblable à la viande de porc, la viande de porc à celle de poulet, ou celle-ci à la chair de poisson ; les saveurs diffèrent comme la texture et les couleurs, et les propriétés nutritives de ces viandes diverses varient même en raison de la nourriture propre de l'animal que l'on considère.

De tous les animaux, les herbivores, et parmi ces derniers les ruminants et les granivores, c'est-à-dire ceux qui prennent une nourriture essentiellement végétale, sont ceux dont la chair est la plus estimée, celle que l'on recherche le plus et qui est communément employée, tant en raison de sa saveur que de ses qualités éminemment nutritives.

Ces animaux puisent, en effet, dans leurs aliments, non-seulement des principes sanguifiables, mais encore des principes non azotés (amidon, gomme, sucre), qui sont transformés en graisse dans leur économie; de telle sorte qu'ils offrent à la fois à l'homme carnivore des éléments de sanguification et de respiration indispensables à l'acte vital; et qui, présentés de la sorte, déjà transformés dans un organisme animal, sont plus assimilables pour l'homme et lui épargnent un long travail d'élimination et de métamorphose.

Une viande excessivement maigre, comme celle des animaux carnassiers, n'offre à l'homme qu'une nourriture incomplète; car les seuls éléments du sang ne lui suffisent pas pour vivre. Cette chair est, du reste, dure, coriace et toujours dépourvue de graisse; aussi l'individu qui en est nourri peut acquérir du sang et de la masse musculaire, mais la graisse ne se dépose pas dans les mailles de son tissu cellulaire, et l'acte respiratoire ne s'effectue pas chez lui avec la régularité naturelle.

L'homme qui ne se nourrit que de chair de poisson, comme les peuples ichthyophages, ne trouve pas dans cette chair un élément complet de nutrition; car elle lui offre plus d'éléments respiratoires que d'éléments sanguifiables, une nourriture lourde, difficile à digérer et généralement sans saveur.

Les viandes que nous appelons *noires*, sont

celles qui offrent le plus d'éléments sanguifiables. En général savoureuses et caractérisées par
l'odeur particulière que l'on nomme *fumet,* ces
viandes sont essentiellement nutritives, et conséquemment éminemment toniques. On les rencontre
plus fréquemment chez les herbivores et les granivores. Cette viande est excitante en raison de
ses propriétés toniques ; on la bannit dans les maladies aiguës, et on la remplace par les viandes
blanches ; pour la reprendre ensuite dans les
convalescences.

Un usage généralement répandu dans l'économie domestique, est celui de conserver certaines
viandes, celle de bœuf, de porc plus particulièrement, après leur avoir fait subir, à l'aide du sel
marin, un certain degré de dessiccation.

Ce procédé est basé sur la propriété que les
acides minéraux, les acides végétaux non volatils
et les sels minéraux à base alcaline, employés en
certaines quantités, ont d'empêcher les phénomènes de décomposition putride.

On sait que les tissus animaux, membraneux,
cellulaire, musculaire, ne se laissent pas pénétrer
par de fortes dissolutions salines : si donc l'on
entoure une pièce de viande fraîche d'une couche de sel commun, le sel absorbe toute l'eau
contenue dans la fibre musculaire et le tissu
cellulaire, de sorte qu'au bout d'un certain

temps, on trouve la pièce de viande nageant dans la saumure.

Cette saumure saturée de sel perd la propriété de pénétrer les parties animales, qui se trouvent ainsi débarrassées de la quantité d'eau qui amènerait leur corruption. On jette la saumure, liquide inutile et dangereux, dont l'emploi peut devenir fatal. La transformation en poison de l'eau des viandes sous l'influence du sel marin, est un fait acquis à la science. L'action de ce liquide sur les organes doit être la même que celle qui résulte de l'ingestion des substances minérales; l'action chimique prédomine, il y a dessèchement de l'organe. L'alcool jouit des mêmes propriétés conservatrices, et se comporte de même par rapport aux viandes en s'emparant de l'eau qu'elles renferment.

Enfin, il est d'autres procédés bien connus consistant à conserver les viandes en les préservant du contact de l'air, soit par le procédé Appert, soit en les entourant d'une forte couche d'huile ou de graisse.

Généralement répandu dans les pays froids et tempérés, l'usage des viandes salées est entièrement abandonné dans les pays chauds, où il peut devenir nuisible; aussi, chez différents peuples, a-t-il été sévèrement interdit par les législateurs.

On a cru long-temps que la cause unique du scorbut devait se rattacher à une alimentation où prédominaient les viandes salées; mais on est revenu maintenant sur ces préventions, et on sait que les causes de cette maladie sont tout autres, bien qu'une alimentation salée puisse favoriser sa production ou son développement dans des circonstances données.

La conservation des viandes par le sel peut devenir une cause de maladies funestes, lorsque la salaison n'est pas assez abondante, et que la préparation dernière qu'on fait subir aux viandes, et qui consiste à les exposer à la fumée, a été tardive ou incomplète.

La décomposition tend, en effet, à s'emparer des viandes, et dès que la fermentation commence à se manifester, il s'y développe des principes toxiques de l'effet le plus redoutable. C'est surtout dans certaines préparations de charcuterie qu'il faut se tenir en garde contre ce poison.

M. Liebig[1] nous parle de boudins gâtés comme d'une cause fréquente de mort. Préparés avec les ingrédients les plus divers et convenablement apprêtés, ils sont susceptibles de se conserver des mois entiers, en restant sains et agréables au goût; mais si la préparation a été mal faite, comme nous l'avons indiqué plus haut, il s'y développe, en partant du centre, une espèce particulière de fer-

[1] Chimie appliquée à la physiologie végétale et à l'agriculture, p. 506.

mentation qui ne se trahit par aucun développement de gaz ; l'œil peut apprécier une couleur moins foncée dans le mélange, et les parties en décomposition sont plus molles que les parties saines.

Ce genre d'empoisonnement est constamment déterminé par la disparition de la fibre musculaire, et de toutes les parties essentielles au corps qui ont la même composition qu'elle. Le malade se dessèche, se momifie ; sa salive est visqueuse et infecte ; enfin, le cadavre présente la raideur de la congélation et ne tombe pas en pourriture.

Nous voyons encore souvent des viandes préparées diversement (saucisses, boudins, pâtés conservés à la graisse), entrer en fermentation avec le temps, et devenir des aliments dangereux qu'on s'empresse de jeter ; ils prennent, dans ce cas, une odeur forte et un goût particulier qui se rapproche de celui de la graisse rance.

Quel que soit l'agent toxique de ces substances qu'on a vainement cherché, il n'en est pas moins établi que l'eau bouillante et l'alcool leur enlèvent toutes leurs propriétés nuisibles sans être absorbés par elles, et nous verrons bientôt qu'il en est de même pour les corps gras rancis.

Enfin, il se développe souvent sur les préparations de ce genre des végétations cryptogamiques, consécutives certainement à la fermentation de

ces substances ; qui sont un indice de décomposition, car la plante ne vit qu'aux dépens de molécules désorganisées, et c'est à tort qu'on a attribué
à ces végétaux les qualités toxiques des viandes
qu'elles ont envahies.

Mais il est temps de jeter un coup-d'œil sur les
corps gras animaux qui jouent aussi un grand rôle
dans l'entretien de la vie.

CHAPITRE IV.

PRODUITS TIRÉS DES PARTIES MOLLES (*suite*).

Des corps gras.

La classe nombreuse des substances solides ou liquides généralement désignées sous le nom de *corps gras*, est constituée, comme on le sait, par la combinaison de certains acides avec l'hydrate d'un oxyde organique qu'on rencontre tout formé dans la nature, et qui a reçu des chimistes le nom de *glycérine*. En admettant dans cet oxyde un radical particulier qu'on a nommé *glycérile*, on a pu envisager l'oxyde de glycérile comme une combinaison du radical avec cinq atomes d'eau.

Ce n'est que dans un état de combinaison avec l'eau et les acides qu'on a pu démontrer, dans la nature, la présence de l'oxyde de glycérile.

Découvert par Scheele, l'hydrate d'oxyde de glycérile a été exactement étudié par MM. Chevreul et Pelouze, qui nous ont donné la véritable constitution de ce corps.

Les huiles grasses et les suifs offrent l'hydrate d'oxyde de glycérile en combinaison avec les acides oléique, stéarique et margarique, et l'on a nommé *oléine*, *stéarine* et *margarine* les sels à base d'oxyde de glycérile, suivant qu'ils sont formés avec l'un ou l'autre de ces acides. Ces sels se rencontrent aussi bien dans le règne végétal que dans le règne animal ; mais on n'a pu encore parvenir à les imiter artificiellement.

Les corps gras sont généralement sans odeur ; il en est cependant qui se distinguent par une odeur particulière. M. Chevreul a démontré qu'elle était due à la présence d'acides volatils en combinaison avec l'oxyde de glycérile : c'est ainsi que le beurre, la graisse de bouc, l'huile de poisson doivent réciproquement leur odeur forte aux acides butyrique, hircique ou phocénique.

Tels que la nature nous les fournit, les corps gras éprouvent au contact de l'air une décomposition particulière, connue sous le nom de *rancissement;* elle est la conséquence de l'état d'impureté dans lequel la nature nous offre ces corps contenant toujours des débris de tissu organique. Chimiquement purs, les corps gras ne rancissent jamais.

Le produit rance est un corps volatil, à saveur repoussante et doué de propriétés acides. Il peut être enlevé, soit en épuisant les corps gras par l'eau bouillante, soit en les traitant à froid par une lessive alcaline : c'est probablement sur cette dernière propriété qu'est basé l'usage de saler les graisses que l'on veut conserver pour les besoins de l'économie domestique.

Traités par la chaleur, les corps gras dégagent de l'acide carbonique, des gaz inflammables et un corps volatil, dont les vapeurs irritent violemment les muqueuses, et que Berzélius a nommé *acroléine*; de plus, ils se colorent et prennent une consistance onctueuse en se refroidissant.

La distillation sèche des graisses et des huiles donne les mêmes produits volatils. Toutefois, les huiles produisent un corps plus solide qu'elles-mêmes; tandis que les graisses solides donnent un produit plus fluide. Il est à remarquer que, quelle que soit la source de ces produits, ils renferment toujours un acide solide et un acide liquide; que l'acide solide n'est plus le même qui existait dans le corps gras avant sa distillation : ainsi, l'acide stéarique est transformé en acide margarique, et l'acide oléique en acide sébacique.

Toutes les matières grasses, traitées par les alcalis, éprouvent une altération désignée sous le nom de *saponification*, et donnent naissance à une série de corps onctueux appelés *savons*.

Les savons sont appelés *durs* ou *mous* selon qu'ils sont à base de soude ou à base de potasse; tous sont solubles dans l'eau et l'alcool, et les plus solubles dans l'eau sont ceux à base de potasse.

Une autre combinaison remarquable des corps gras, et qu'il ne faut pas négliger de mentionner à cause de son emploi en médecine, est celle qu'ils forment avec l'oxyde de plomb : cette combinaison porte le nom d'*emplâtre*.

Parmi les corps gras qui nous occupent, certaines huiles animales jouent un rôle important en thérapeutique.

On sait que les huiles, en général, sont divisées en huiles siccatives et en huiles non siccatives, selon qu'elles possèdent ou non la faculté d'attirer l'oxygène de l'air pour former des combinaisons qui n'ont plus aucune apparence huileuse, et qui sont, pour la plupart, insolubles dans l'eau et l'éther.

Parmi les huiles siccatives, le règne animal nous fournit l'huile de poisson, et au nombre des huiles grasses non siccatives, les huiles d'œuf, de pied de bœuf..... Arrêtons-nous un instant sur ces divers corps.

On comprend sous la dénomination générale d'huile de poisson, non-seulement des huiles siccatives tirées de l'organisme de ces animaux, mais encore d'autres qui nous sont fournies par ces grands mammifères marins qui composent la famille des cétacés.

Toutes ces huiles ont une odeur particulière, forte et désagréable, qu'elles doivent à la présence de l'acide phocénique. On peut les en débarrasser en les traitant de diverses manières, soit par une dissolution de sulfate de cuivre et de sel marin, soit en les filtrant à travers le charbon, soit en les traitant par une solution alcaline faible.

Outre l'acide oléique et l'acide phocénique, ces huiles renferment encore en dissolution différents corps : ainsi, la cétine (blanc de baleine, *sperma-ceti*) se retire de l'huile grasse contenue dans les vastes cavités de la tête du cachalot. Pour l'obtenir, on presse la matière cérébrale dans des sacs de laine, l'huile passe, et l'on trouve dans le sac une matière solide que l'on purifie par la fusion.

La cétine a été employée comme béchique et adoucissante; aujourd'hui elle n'est plus usitée qu'à l'extérieur, et sert à la fabrication des pommades cosmétiques.

Les cétacés à grosse tête fournissent à l'industrie une énorme quantité d'huile : cette huile est retirée, par fusion, de la couche épaisse de graisse qui recouvre ces monstrueux animaux. Tout le monde connaît les détails intéressants et curieux de la pêche de la baleine, qui, depuis une époque fort reculée et remontant au ixe siècle, fait le but d'un commerce spécial.

Mais une variété particulière d'huile de poisson, qui est fort employée en médecine, s'extrait du foie de diverses espèces de poissons de l'ordre des malacoptérygiens-subbranchiens et de la famille des gadoïdes. La morue est, en raison de ce produit, l'objet d'une pêche active.

L'huile de foie de morue est tantôt brune, tantôt jaunâtre, et d'un goût âcre et désagréable. Véritable ou non falsifiée, elle renferme de l'iode ; on l'obtient en déposant des foies frais dans des tonneaux ; on les y abandonne après les avoir soumis à une haute température, les laissant ainsi exposés à toutes les circonstances propres à engendrer la fermentation et la putréfaction ; puis on les presse, l'huile découle de la masse, en conservant l'odeur et la couleur que nous avons mentionnées.

Vantée contre une foule d'affections, l'huile de foie de morue est devenue en France un remède très en vogue, employé dans le rachitisme, les scrofules, et surtout dans les affections pulmonaires.

Le genre *raie*, de l'ordre des sélaciens, fournit encore une huile extraite du foie de la raie commune, qui jouit des mêmes propriétés que celle de foie de morue et est employée dans les mêmes affections. Elle paraît contenir une plus grande proportion d'iode.

Les huiles grasses animales non siccatives comprennent l'huile de pied de bœuf, qu'on a cherché à introduire dans la matière médicale, pour les mêmes cas que celle de foie de morue ; mais cette tentative n'a pas réussi et paraît avoir été entièrement abandonnée. Cette huile est épaisse, ne se concrète que par un grand froid, et se conserve long-temps sans rancir.

L'huile que l'on extrait des jaunes d'œuf est jaune foncé, épaisse et fort suave ; elle se concrète à la température ordinaire, rancit aisément, et se décolore sous l'influence prolongée de la lumière. Les auteurs de vieilles pharmacopées, Lemery entre autres, la vantent pour hâter la cicatrisation de certaines plaies, des crevasses du sein ou des brûlures. On en fait usage aujourd'hui pour divers cosmétiques.

Enfin, pour finir cet aperçu sur les corps gras, il nous reste à dire quelques mots des graisses diverses : suifs, moelle...

Selon leur consistance ou leur origine, les corps gras ont été désignés sous différents noms. On appelle *huiles* ceux qui sont liquides à la température ordinaire ; *beurres*, les corps gras mous à + 18° et fusibles à quelques degrés au-dessus (nous parlerons du beurre animal quand nous nous entretiendrons du lait) ; *graisses*, les corps gras animaux mous et très-fusibles ; enfin, *suifs*, les corps gras de même nature, plus solides et fondant au-dessus de 38°.

La graisse est un produit appartenant à la classe des vertébrés ; ces animaux en sont plus ou moins pourvus, et c'est surtout chez ceux qui se nourrissent d'herbes et de graines qu'on la trouve en plus grande abondance.

Les animaux carnassiers en présentent très-peu

ou même n'en présentent pas du tout : ceci tient à leur genre de vie et d'alimentation. La formation de la graisse, dans le corps de l'animal, est en effet la conséquence d'une disproportion entre la quantité des aliments consommés et la quantité d'oxygène absorbée par la peau et les poumons ; aussi voyons-nous ce produit augmenter chez ceux des carnivores qui prennent une nourriture mixte, comme les chiens et les chats, et chez les animaux domestiques que l'on prive de mouvements. Mais comme on parvient aussi à engraisser ces derniers avec des substances non azotées seules, il s'ensuit qu'il y a une corrélation directe entre la formation de la graisse et les matières non azotées (Liebig).

On peut considérer la graisse comme étant à l'animal ce que l'amidon est au végétal. Raspail a démontré l'analogie qui existe entre le granule adipeux et celui de l'amidon, entre la fécule et la graisse ; et comme ces corps ne diffèrent entre eux que par la proportion d'oxygène, celle de carbone et d'hydrogène étant la même, il faut en conclure que, pour devenir corps gras, ces aliments consommés par l'animal cèdent une quantité d'oxygène.

Si donc on augmente l'ingestion des substances alimentaires carbonées, il faudra, par le mouvement, favoriser la métamorphose de cet excès de carbone, qui, se combinant avec l'oxygène, sera expulsé sous forme d'acide carbonique.

On sait que certains corps gras végétaux jouissent de propriétés médicamenteuses qui les ont fait ranger au nombre des agents thérapeutiques, par exemple l'huile de ricin, d'épurge, de croton..., comme purgatifs. Ne pourrait-on pas trouver des vertus analogues dans les graisses animales? Dans quelques contrées, on attribue aux graisses diverses des propriétés diverses, et on emploie les graisses de blaireau, d'ours, de hérisson, de lièvre, de chien, de renard et même d'homme, comme ayant chacune leurs vertus curatives.

Les graisses sont devenues des véhicules précieux pour la pharmacie, en raison de la facilité avec laquelle elles se chargent, par dissolution, des principes actifs d'un grand nombre de substances. C'est surtout la graisse de porc que l'on emploie dans ce but, et elle constitue la base de presque toutes les pommades médicinales.

Le suif est un corps gras qui ne se retrouve pas dans toute la série des vertébrés : cette substance, en effet, se dépose autour des reins et près des viscères de certains ruminants, tels que le bœuf, le mouton, le bouc et le cerf.

Le suif doit son odeur caractéristique à une huile particulière que M. Chevreul a nommée *hircine*, fournissant par saponification un acide gras particulier (l'acide hircique) que nous avons déjà mentionné.

La moelle renfermée dans les os des animaux est un corps gras à odeur particulière et à saveur assez suave, employé en industrie et en cuisine comme les autres corps gras; c'est surtout de la moelle de bœuf que l'on fait usage en raison de sa saveur agréable.

L'usage de la graisse ou d'aliments apprêtés aux corps gras a existé de tous les temps, et résulte probablement d'une inspiration instinctive venue du besoin de remplir l'acte respiratoire.

La nutrition et la respiration sont, en effet, deux actes si intimement liés entre eux, que, lorsque la marche de l'un d'eux est entravée d'une manière quelconque, toute régularité cesse dans l'autre, dont l'accomplissement se trouve dès-lors gêné. Aussi, en étudiant le mode de nutrition des peuples, nous voyons le climat agir sur la nature de leurs aliments aussi bien que sur leur quantité.

Les habitants des pays froids exigent pour leur conservation une énorme quantité d'aliments représentés par des principes animaux (huile de poisson, graisse, lard, viande); leur nourriture animale est essentiellement carbonée, et une alimentation simplement végétale serait impropre à entretenir leur vie. Dans les pays tempérés, l'alimentation est mixte; l'homme se nourrit de productions végétales comme de viandes ; et, dans les tropiques et les pays chauds, la quantité d'aliments nécessaire à l'homme diminue , les végétaux seuls lui fournissent de quoi satisfaire ses besoins , il est sobre et peut long-temps supporter la faim.

Puisque les conditions de température jouent un grand rôle dans le genre d'alimentation à cause de l'action de l'oxygène de l'air sur l'être, il est important de savoir régler sa quantité de nourriture et sa qualité d'après le pays que l'on habite ; car l'excès en plus ou en moins peut devenir nuisible suivant le climat. Les habitants des pays froids habitués à une nourriture copieuse et substantielle, sont étonnés, en arrivant dans les pays chauds, de voir diminuer leur appétit ; ils emploient alors tous les excitants possibles pour le recouvrer. Mais la quantité d'aliments qu'ils parviennent à ingérer avec cet appétit factice, devient pour eux la source d'affections morbides dont ils sont trop souvent victimes. C'est ainsi que nous les voyons périr à la suite d'une maladie du foie , ou rester dans un état morbide dont le retour dans la patrie amène souvent la guérison.

Celui , au contraire , qui , né dans un climat chaud, vient habiter les pays froids, voit son appétit augmenter ; il a besoin d'une nourriture plus abondante ; mais ses organes respiratoires s'habituent difficilement à la combustion plus rapide dont ils deviennent le siége, et les affections de poitrine ne tardent pas à se manifester chez lui.

Si l'on considère que les affections du foie sont très-communes dans les pays chauds, tandis que les maladies du poumon sont plus communes dans les pays froids, on sera porté à admettre que la relation intime des deux actes nutritif et respiratoire doit influer considérablement sur la production de l'une ou l'autre de ces maladies acquises; car, d'un autre côté, on sait encore que les climats tempérés présentent plus rarement des cas morbides de ce genre, et qu'on ordonne le séjour de ces lieux à ceux qui en sont atteints.

Selon le genre de vie plus ou moins sédentaire des individus, on voit, sous l'influence des matières non azotées, les globules graisseux se gonfler et se multiplier dans les mailles du tissu cellulaire, qui bientôt finit par s'hypertrophier et donner naissance à cette maladie que nous nommons *obésité*.

L'homme qui se nourrit de végétaux et de grains est bien plus exposé à cet état fâcheux que l'homme carnivore, qui n'absorbe dans ses aliments que les matériaux du sang; tandis que le régime que nous appelons *maigre* nous offre, indépendamment des éléments sanguifiables, les éléments carbonés qui, dans la vie sédentaire, se transforment lentement au contact de l'oxygène de

l'air, et provoquent chez l'individu l'épaississe-
ment de la couche graisseuse et le dépôt de la
graisse autour des viscères et des muscles.

Aussi ne faut-il pas s'étonner de rencontrer
fréquemment chez les individus voués à la vie
monastique, dans des établissements où le maigre
est de règle, cet embonpoint malheureux qui fait
supposer à des intelligences ignorantes un genre
de vie bien différent de celui qu'ils mènent en
réalité.

Nous n'avons pas besoin d'interroger les statis-
tiques de nos basses-cours pour nous convaincre
que rien n'engraisse comme les graines légumi-
neuses, les céréales, les tubercules féculents
offerts en nourriture concurremment avec la
privation d'une certaine quantité d'air et de mouvement; et, d'un autre côté, la méthode anglaise
appelée *training*, en usage chez les hommes qui
se destinent à la boxe, nous prouve que la nourriture exclusivement animale de chair maigre
augmente le volume et la masse des muscles sans
engraisser l'individu.

CHAPITRE V.

DES SÉCRÉTIONS.

En traitant de la peau, nous nous sommes occupé des sécrétions dont elle est le siége, réservant pour un autre moment l'aperçu de celles qui ont lieu dans l'organisme animal : ce sont elles dont nous allons nous entretenir maintenant.

La sécrétion est un acte par lequel la nature choisit dans le sang certains principes qu'elle en sépare, pour les modifier quelquefois dans leur nature intime, et donner naissance à des produits particuliers qui serviront à l'être dans l'accomplissement de ses actes vitaux, ou qui seront expulsés au-dehors.

Ce n'est que par l'intermédiaire de certains organes déterminés, organes sécréteurs désignés sous le nom commun de *glandes*, que la sécrétion peut s'effectuer. Nous n'avons pas à nous arrêter sur la structure anatomique de ces instruments de la vie ; nous savons que les uns, pourvus d'orifices destinés à verser au-dehors le produit sécrété, ont reçu le nom de *glandes parfaites*, par opposition à celui de *glandes imparfaites* ou *ganglions vasculaires*, réservé à ceux dont le liquide sécrété ne peut sortir que par voie d'absorption.

Enfin, il est de ces organes que la nature a
pourvus d'un réservoir placé sur le trajet de leur
conduit excréteur, et qui permettra l'accumulation
du produit sécrété.

Tous les produits des sécrétions dérivent du sang,
où les matériaux qui les constituent existent tout
formés, seulement en quantités si petites que les
moyens d'analyse chimique dont nous disposons
sont souvent impuissants pour y révéler leur
présence.

Les larmes, la salive, le suc gastrique, la bile
sont des produits destinés à rester dans l'économie
pour y remplir des usages déterminés; tandis que
d'autres produits, tels que l'urine, immédiatement
rejetés au-dehors, ne paraissent servir qu'à la débarrasser des matériaux inutiles ou nuisibles : on
les a nommés *excrétions*.

Parmi les sécrétions, les unes sont communes à
tous les individus de la série des vertébrés; tandis
que les autres sont particulières à tel embranchement, et manquent dans tel autre.

Enfin, il en est une, appartenant en propre aux
mammifères, qui ne se manifeste chez ces êtres
que dans des conditions particulières marquées par
la nature, la sécrétion du lait, que nous voyons
accompagner l'acte de la reproduction.

Le lait joue un si grand rôle dans l'économie
animale, que son étude a vivement préoccupé une

foule de savants; aussi les travaux les plus minutieux et les plus habilement dirigés nous ont donné
des notions exactes sur cet important liquide.

Dans un travail récemment couronné par l'Aca-
démie de Bruxelles, MM. Filhol et Joly ont établi,
de la manière la plus complète et la plus remarquable, la composition chimique et les propriétés
du lait.

Nous avons vu le sang prendre naissance sous
l'influence des matières azotées ; il n'en est pas de
même du lait, et les substances non azotées, sucre,
amidon, gomme, pectine,... concourent à la production de ce liquide, qui emprunte au sang les
éléments du principe azoté, la *caséine*, concourant
seule à la formation des tissus animaux (Liebig).

Divers auteurs ont admis que le lait contient toujours une quantité plus ou moins considérable d'albumine, et M. Doyère, entre autres, prétend que
le lait de femme en contient plus que de caséine.
MM. Filhol et Joly ont démontré l'inexactitude de
cette assertion, et ont prouvé que le produit pris
pour de l'albumine se formait pendant l'analyse
sous l'influence de la présure. D'après ces savants
professeurs, l'albumine n'existe que dans le lait
des carnivores, ou des animaux exclusivement
nourris de viande; et ils ont pu produire cette
combinaison protéique chez des chevaux, en les
soumettant au régime de la viande.

Les principes non azotés du lait sont : le beurre et le sucre.

Le beurre est un corps gras dont nous avons déjà dit quelques mots. Tous les laits n'en contiennent pas la même quantité, et celui de brebis paraît en renfermer le plus ; il diminue considérablement dans le lait des carnivores, qui sont, de tous les animaux, ceux chez lesquels il est le plus riche en caséine. Comme on le sait du reste, les aliments féculents, de même que la bière, augmentent la proportion de beurre dans le lait, tandis qu'elle diminue sous l'influence d'une nourriture animale qui fait accroître la proportion de caséine (Liebig).

Enfin, le sucre de lait varie aussi de quantité dans la série. En plus grande abondance chez les herbivores, il paraît totalement manquer chez les carnassiers : ainsi, deux analyses de lait de chienne n'ont fourni à Simon aucune trace de sucre.

La caséine est le principe nutritif du lait ; sa composition est identique à celle des principes essentiels du sang, la fibrine et l'albumine, dont elle se distingue par la solubilité et l'incoagulabilité sous l'influence de la chaleur.

MM. Filhol et Joly ont conclu de leurs analyses que le lait de femme est remarquable par la faible proportion de caséine et par la quantité notable de beurre et de sucre qu'il renferme. Le lait d'ânesse est celui qui paraît s'en rapprocher le plus, mais il renferme moins de beurre et de matériaux solides, aussi doit-il être léger et peu nourrissant : ce qui fait admettre à M. Filhol que l'emploi du lait d'ânesse, en médecine, a sa raison d'être moins dans ses propriétés que dans sa composition.

D'après ces mêmes auteurs, le lait de brebis est le plus riche à la fois en beurre et en caséine; ce qui doit le rendre nourrissant, mais difficile à digérer, et convenable surtout pour la fabrication des fromages. Enfin, le lait de chienne et le lait de truie sont ceux qui contiennent la plus grande proportion de matières nutritives.

En appropriant le lait à ses besoins, l'homme a su en tirer deux produits, devenus presque indispensables à l'économie domestique : le beurre et le fromage. Quelques mots sur ces produits.

Le beurre est formé par l'agglomération de petites particules solides, de forme globulaire et d'une petitesse extrême, nageant dans le lait. Par le repos, ces particules grasses, plus légères que le sérum, s'élèvent peu à peu vers la surface et y forment une couche plus ou moins épaisse, généralement appelée *crême.* La crême, toutefois, n'est pas uniquement formée de beurre; car les globules, en se réunissant, ont entraîné avec eux une certaine quantité de matière caséeuse et de sérum. Mais on en expulse facilement ces matières étrangères en battant la crême, qui se prend alors en grumeaux et en masses plus ou moins considérables qui constituent le beurre.

Le beurre, comme nous le savons déjà, n'est pas un élément nutritif sanguifiable, et ne sert qu'à l'entretien de la chaleur animale. Mais il n'en est pas de même du fromage, élément très-azoté, avec lequel le lait offre non-seulement des éléments sanguifiables, mais encore des sels calcaires d'une ténuité extrême qui concourent, chez le jeune animal, à la formation du tissu osseux.

Les fromages se divisent en fromages maigres et en fromages gras, selon que le lait dont ils sont formés a été ou non dépouillé du beurre qu'il contenait. Leur fabrication dépend d'une opération préalable qu'on fait subir au lait, et qui consiste à le faire prendre en masse : c'est le *caillage*, par lequel on coagule la caséine dissoute dans le lait. MM. Filhol et Joly ont prouvé, en effet, que la caséine existe dans le lait, non à l'état de suspension, comme l'avait avancé M. Quevesne, mais à l'état de dissolution. Les acides ont la propriété de déterminer cette coagulation, que l'on peut encore accélérer par la chaleur. Lorsqu'elle a été entièrement effectuée, on fait égoutter la masse, qui est ensuite salée et mise en forme, et peut dès-lors être employée comme nourriture. Mais la plupart du temps cette masse est exposée dans un lieu frais et humide, où, sous l'influence de la fermentation et de

la putréfaction, elle change complètement de nature, et la caséine se décompose en donnant naissance à des sels ammoniacaux qui communiquent
aux fromages l'odeur et la saveur qui les caractérisent.

Comme toutes les substances acides et fermen-
tées, les fromages sont des auxiliaires puissants de
la digestion et des excitants apéritifs; aussi l'usage
de certains, comme le *schab-zigger*, est-il répandu à cet effet dans l'économie domestique.

Mais il est temps d'envisager d'autres sécrétions
dont les produits, sans être aussi nécessaires à
l'homme, ne laissent pas d'avoir pour lui un intérêt puissant, qui n'appartient pas seulement à
l'embranchement des mammifères, mais que l'on
retrouve dans toute la série des vertébrés. La salive, le suc gastrique et la bile existent chez tous
ces êtres pour servir les fonctions dont dépendent
leurs appareils sécréteurs, et l'urine est, chez tous,
un liquide qui les débarrasse des produits azotés
devenus inutiles dans le travail des métamorphoses.

Les glandes salivaires, les follicules gastriques
et le foie fournissent, par sécrétion, des liquides
destinés à rester dans l'organisme, et l'on sait le
rôle important qu'ils jouent dans la digestion. Cependant la salive, constamment sécrétée en dehors
de l'acte de la mastication, en abondance plus
ou moins grande, et souvent même, en raison

d'excitants particuliers, est rejetée par l'individu.

Le suc gastrique paraît aussi, chez certains oiseaux, être sécrété plus activement à certaines époques, et lui sert à la fabrication de la demeure de leurs petits. C'est ainsi que les nids d'hirondelles, dont on fait des potages aussi rares que recherchés, sont composés par du suc gastrique concret.

Le foie ne manque chez aucun des vertébrés, et la vésicule biliaire qui l'accompagne renferme chez tous la combinaison organique à base de soude, qui des intestins retourne dans l'organisme après avoir abandonné celles de ses parties qui sont devenues insolubles par l'effet de la digestion.

La sécrétion urinaire sépare du sang artériel, par l'action des reins, les combinaisons azotées résultant de la mutation des tissus organiques qui ne peuvent plus se métamorphoser, et dépose dans la vessie l'urine qui, après s'être amassée dans ce réservoir, est ensuite expulsée au-dehors.

Tous les vertébrés sont pourvus de reins, mais la vessie, dont tous les mammifères sont pourvus, manque chez tous les oiseaux ; les autruches seules font exception, car, dans ce genre, on a constaté la présence de ce réservoir. Chez tous les autres oiseaux, le cloaque remplit le but de la vessie, et l'urine est expulsée avec les excréments solides. Les reptiles et les poissons présentent le même caractère que les oiseaux ; la sécrétion urinaire n'est pas momentanément retenue dans un réservoir particulier, l'urine se rend directement dans le cloaque, d'où elle est ensuite expulsée.

La composition chimique de l'urine varie chez les animaux. L'urine de l'homme, des carnivores et des granivores renferme des phosphates alcalins, tandis que celle des herbivores est exempte de ces sels ; celle des premiers contient de l'urée, de l'acide urique, tandis que celle des derniers donne de l'acide hippurique ; enfin, chez les reptiles sauriens et ophidiens, on y trouve de l'acide urique, pendant que, chez les grenouilles et les tortues, elle fournit de l'urée et de l'albumine.

L'urine des carnivores contient la plus grande proportion d'azote, soit à l'état de phosphate, soit à l'état d'urée qui, par la putréfaction, se transforme en bi-carbonate d'ammoniaque ; aussi ce dernier produit est-il extrait en grand des urines putréfiées de l'homme, en raison de la réaction que nous venons d'indiquer.

La richesse en produits azotés des urines de l'homme ou des animaux carnassiers en fait des excitants énergiques de la végétation ; aussi l'agriculture s'est empressée d'en préconiser l'usage pour l'engrais des végétaux riches en azote.

Chez les ruminants et les herbivores, l'urine est moins riche en azote, et l'acide hippurique qu'elle contient se transforme, comme on le sait, sous l'influence de la putréfaction, en acide benzoïque.

L'acide urique fournit par l'oxydation un produit nommé *alloxane*, que M. Liebig regarde comme pouvant devenir un remède puissant dans certaines maladies ; et cette opinion paraît être basée sur le fait chimique que l'alloxane, plus une certaine quantité d'eau, représente la composition de la taurine, principe renfermé dans la bile.

Toutes les sécrétions peuvent laisser déposer dans l'intérieur de l'appareil sécrétoire diverses substances qui s'y trouvaient en dissolution, et donner naissance à des dépôts solides appelés *calculs*.

C'est surtout dans les voies urinaires que l'on remarque le plus fréquemment ces dépôts, qui acquièrent quelquefois des proportions volumineuses, et constituent ces affections terribles qui nécessitent l'emploi des procédés chirurgicaux connus sous les noms de lithotritie, taille.....

Les calculs urinaires sont formés de diverses substances qui se sont successivement déposées en couches concentriques, autour d'un noyau qui a été le centre d'appel ; ce sont : de l'acide urique, de l'azotate d'ammoniaque, des phosphates d'ammoniaque, de magnésie ou de chaux, qui ont pu prendre naissance par le séjour prolongé de l'urine dans la vessie ; ou de l'oxalate de chaux, de l'oxyde cystique....., résultant d'une sécrétion anormale des reins.

Les dépôts de calculs dans les autres organes de sécrétion sont des cas rares ; on en trouve cependant dans la vésicule biliaire , dans les glandes salivaires , dans le pancréas.... C'est ainsi que l'ambre gris dont nous avons parlé est regardé comme un calcul pancréatique de cétacé, et que nous voyons souvent d'énormes calculs se développer chez le cheval , et que, pour cette raison, on appelle *calculs caballins.*

Sans nous arrêter plus long-temps sur cet aperçu des sécrétions , si bien étudié par une foule d'auteurs qui nous ont parfaitement appris les faits qui en dépendent , revenons un peu sur nos pas, et, à propos de la sécrétion lactée , nous trouverons des faits intéressants à rappeler.

Sécrété par la femelle chez tous les mammifères, le lait devient la première nourriture de l'animal aussitôt qu'il est sorti du ventre de sa mère. Mais, comme on le sait, pendant le développement de leur vie fœtale, tous ces êtres ne tirent pas leur nourriture d'un placenta ; chez certains mammifères , les petits ne se développant pas dans la poche utérine sont promptement expulsés au-dehors, et, naissant dans un état d'imperfection, sous forme de petits corps gélatineux incapables de se mouvoir et sans organes distincts, sont déposés sur les mamelles de la mère, où ils restent suspendus pendant toute la première période de leur développement. Aussi la nature a généralement pourvu les animaux de cette classe d'une poche profonde formée par un repli de la peau du ventre au-devant des mamelles, et qui devient la demeure protectrice des petits.

Désignés par quelques auteurs sous le nom commun de didelphes, ces mammifères forment deux ordres : les marsupiaux, qui sont pourvus de la poche dont nous venons de parler, et les monotrèmes, qui n'en présentent pas.

Je ne cite ces animaux que pour montrer l'art admirable de la nature, qui ne nous présente pas brusquement le passage du placenta à l'œuf, de l'animal vivipare à l'animal ovipare ; car les didelphes doivent être considérés comme des animaux ovo-vivipares plutôt que vivipares ; les monotrèmes mêmes paraissent être ovipares, et la conformation singulière de l'ornithorynque le rapproche de certains oiseaux. Nous pouvons donc encore vérifier ici la justesse du grand aphorisme de Linnée : *Natura non fecit saltum.*

Après les mammifères, l'organe sécréteur du lait disparaît pour ne plus se montrer dans le reste de la série, et la vie fœtale des oiseaux, des reptiles et des poissons se passe dans l'intérieur d'un œuf,

déposé par la femelle dans des endroits où il
pourra trouver les circonstances nécessaires à son
développement et à son éclosion. En sortant de
cette enveloppe, dont la consistance varie avec les
êtres ovipares, le jeune animal peut vivre indépendamment de sa mère, et, poussé par son
instinct, se jette dès-lors sur la pâture que la
nature a destinée à son alimentation.

L'œuf est toujours composé d'une partie enve-
loppante, la coque, et de deux parties enveloppées,
vulgairement appelées le blanc et le jaune. Le
blanc de l'œuf est de l'albuminé pure, d'où se
formeront, sous l'influence de l'incubation, les
organes du jeune animal ; le jaune représente une
combinaison sulfurée destinée à le nourrir dans sa
première période de développement.

L'enveloppe varie de consistance. Chez les
oiseaux, elle est toujours recouverte d'un sédi-
ment calcaire qui la rend dure et résistante, et
cette conformation, qui se retrouve chez certains
reptiles (sauriens et chéloniens), n'est pas constante dans cette classe. Les reptiles inférieurs et
les poissons pondent une infinité d'œufs d'une
petitesse extrême, et l'on sait par combien de travaux intéressants nous avons appris, de nos jours,
à féconder artificiellement les œufs des poissons.

Les œufs des oiseaux, et plus particulièrement
ceux des gallinacés, sont devenus pour l'homme

un objet de consommation journalière. Ils lui fournissent, en effet, en raison des principes sangui-
ficateurs qu'ils renferment, un élément de nutrition des plus assimilables ; aussi, après de longues
maladies, l'œuf est-il la première nourriture que
le médecin permette au convalescent.

On sait encore combien l'albumine des œufs
devient précieuse dans certains empoisonnements,
et les bons effets que l'eau albuminée procure dans
les diarrhées et les dysenteries.

Enfin, les œufs, faciles à étudier à toutes les
époques de l'incubation, surtout avec l'aide des cou-
veuses artificielles, ont permis l'étude approfondie
du développement fœtal des êtres. Il était, en effet,
bien digne d'intérêt de suivre de minute en minute l'accroissement de l'animal, et de rapprocher
les phénomènes observés, de ceux qui doivent se
passer d'une manière analogue chez les animaux
placentaires. C'est par ce travail d'observation,
minutieux et difficile, que M. le docteur Courty
est venu jeter un si grand jour sur la question
de l'ovologie humaine, et acquérir, par ses ouvrages consciencieux, des droits à notre juste
reconnaissance.

Abordons maintenant les maladies que l'homme
peut contracter dans ses rapports avec les animaux
qui l'entourent.

CHAPITRE VI.

DES AFFECTIONS PROVOQUÉES CHEZ L'HOMME PAR LES ANIMAUX.

Les animaux peuvent transmettre à l'homme des affections diverses, soit en lui communiquant le virus d'une maladie dont ils sont eux-mêmes atteints, soit en introduisant dans son organisme par morsure ou par piqûre un produit sécrété par eux dans l'état physiologique.

Ces maladies ont été l'objet d'études sérieuses de la part de divers auteurs ; aussi nous bornerons-nous à quelques considérations générales sur elles.

Les animaux mammifères sont sujets à diverses affections qui prennent naissance au sein de leur organisme sous certaines influences peu connues, et nous les voyons se développer principalement chez ceux que nous avons réduits en domesticité. Pour ces transmissions morbides, la nature met en œuvre un *principe* ou *germe contagieux*, un *virus*, qui engendre et propage ces affections. Elles ne se montrent pas indifféremment chez tous les mammifères, et quelques espèces seulement nous offrent l'exemple de ces développements morbides. C'est ainsi que la *morve* et le *farcin* se montrent chez les herbivores, où, n'affectant que les solipèdes, le virus morveux se porte principalement sur la muqueuse nasale qu'il gangrène, et sur les ganglions maxillaires dont il provoque l'engorgement ; que la rage se manifeste chez les carnassiers et attaque presque exclusivement les individus du genre *canis*. Une autre affection, mais peu grave, se manifeste très-rarement chez les vaches, le *vaccin*, qui, loin d'être funeste à l'homme, est devenu un moyen thérapeutique précieux, dont nous apprécions tous les jours les bienfaits.

Mais parmi les mammifères il n'existe aucun de ces êtres auxquels on a donné le nom de *venimeux*, et dont la morsure promptement funeste dépose dans l'organisme l'agent provocateur d'une maladie, le *venin*, produit physiologique que l'animal sécrète indépendamment de toute influence morbide, et qui lui est sans doute nécessaire dans l'accomplissement de ses fonctions vitales.

Les morsures que l'homme reçoit dans ses rapports avec les vertébrés supérieurs, lorsque, libre de toute affection morbide, l'animal cherche à se défendre, doivent être considérées comme des blessures par instruments tranchants, piquants ou contondants, selon la disposition dentaire de cet animal. Leur gravité, comme celle des blessures produites par le fer, dépend alors de l'étendue, de la profondeur de la plaie, et de la manière dont les parties dures ou molles ont été lésées. Ainsi, un homme succombe toujours aux mor—

sures et aux écorchures profondes du lion , parce
que la nature a pourvu ce redoutable animal de
dents et de griffes formidables.

Mais l'homme est rarement attaqué par les
animaux , qui le fuient généralement , et s'ils lui
tiennent tête , c'est presque toujours dans un but de
défense , jamais par esprit de destruction , car ils
ne raisonnent pas : le but seul d'assouvir la faim
leur fait bien tuer et dévorer une victime , mais
quand ils sont repus , ils dédaignent une seconde
proie.

De tous les êtres créés , l'homme est le seul qui
tue pour le plaisir de tuer, parce que seul il a un
sens intime et peut raisonner ses actions.

Dans la série animale , la classe qui inspire le
plus d'horreur et d'effroi est assurément celle des
reptiles. C'est, en effet, chez ces êtres qu'on rencontre ces animaux venimeux si redoutables, avec
lesquels la défense est difficile et dont la morsure
est toujours dangereuse.

Depuis les temps les plus reculés , les reptiles
ont été l'objet d'un sentiment de terreur ; cependant ils fuient presque tous devant l'homme , et
c'est seulement dans les cas d'agression de sa part
qu'ils s'élancent sur lui , furieux et terribles , et
lui font des morsures fatales.

J'entrerai ici dans quelques détails sur ces
animaux, dont j'ai long-temps étudié les mœurs.

Les chéloniens et sauriens, qui forment les deux premiers ordres de cette classe, ne renferment aucun individu venimeux. Nous ne trouvons dans les sauriens que des animaux redoutables par leur voracité, et attaquant l'homme comme une proie quelconque : tels sont les crocodiles.

Ce sont les ophidiens qui nous présentent les reptiles les plus dangereux, tout en nous offrant aussi les plus inoffensifs et les plus incapables de nuire.

Dans nos pays, où nous n'avons pas à redouter les monstrueux crotales, nous avons cependant à craindre les morsures de la vipère, qui abonde dans diverses contrées. Ce reptile n'est heureusement pas d'un naturel offensif; il fuit devant l'homme, et ne mord que quand on l'attaque directement, en lui marchant dessus par exemple. J'ai long-temps chassé les vipères, j'en ai même élevé plusieurs en captivité, ce qui m'a permis d'étudier de près leurs propriétés nuisibles. Je n'ai jamais été obligé de me défendre de leur approche ; je les ai toujours vues fuir devant moi, et souvent rester long-temps immobiles, enroulées sur elles-mêmes, ne cherchant pas à se dérober à ma présence par une prompte fuite ; je les ai toujours prises avec la main, sans m'exposer toutefois à leur morsure, en les saisissant lestement par la queue.

Ces animaux, quoi qu'on en dise, ne peuvent

jamais se relever sur eux-mêmes, lorsqu'ils sont
suspendus par la queue, à moins toutefois qu'on
ne les tienne à portée d'un corps qui, leur servant de point d'appui, leur permette de se diriger
en sens contraire de la pesanteur.

La vipère est douée de peu d'instinct, et n'est
pas susceptible de se laisser apprivoiser comme
certaines espèces de couleuvres. D'un naturel
timide et peureux, par conséquent méchant, elle
s'enroule sur elle-même lorsqu'on l'excite, et finit
par s'élancer sur l'objet de sa fureur, qu'elle mord
à plusieurs reprises. Retenue en captivité, elle
dédaigne la proie qu'on lui offre en pâture. Je n'ai
pu les garder en cage plus de cinq ou six mois,
parce que, refusant sans cesse toute nourriture,
elles se bornaient à tuer les souris que je leur
offrais, sans jamais vouloir les avaler.

La vipère est cependant, en liberté, un carnassier très-vorace, chassant les mulots et les rats
dans les bruyères et les prairies et en détruisant
un grand nombre. Je pris il y a peu de temps une
vipère dont le corps entier présentait une grosseur
anormale; l'ayant ouverte pour me rendre compte
de cet état, je trouvai dans son tube digestif cinq
mulots non digérés.

On sait que le venin des serpents à crochets est
sécrété dans une glande située au-dessous et en
arrière de l'œil, près de l'extrémité postérieure

des os maxillaires et sous les muscles temporaux :
c'est un liquide transparent, très-légèrement
opalin par reflet, se desséchant comme du mucus,
incolore et insipide. J'ai plusieurs fois goûté du
venin de vipère sans avoir jamais pu apprécier
rien de notable dans sa saveur. Cette glande communique par un canal excréteur avec un réservoir,
espèce de poche recouvrant les dents qui termi-
nent les deux os maxillaires supérieurs articulés
avec elles. Ces dents sont creusées en gouttière
chez la vipère, et il n'est pas rare de trouver dans
chacune des poches deux dents au lieu d'une; j'en
possède plusieurs qui présentent cette particularité, et je pense qu'on doit attribuer ce phénomène à l'absence de la soudure qui, en réunissant
les deux parties d'une dent normale, forme le
canal qu'on y observe.

C'est lorsque le venin est mis en contact avec
l'organisme, de manière à être entraîné dans le
torrent circulatoire par l'absorption des veines,
qu'il occasionne les troubles graves souvent suivis
de mort.

L'action du venin de la vipère a été si bien
étudiée par Fontana, et a fait l'objet de tant d'autres travaux particuliers, que je ne m'arrêterai pas
davantage sur ce sujet.

On a songé à utiliser en médecine le venin des
serpents venimeux, en l'administrant à l'inté-

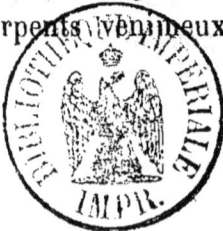

7

rieur. Il faut l'avouer, c'était là une tentative peu raisonnable, la science ayant démontré son manque d'action sur les muqueuses. Mais les homœopathes, qui ne regardent pas de si près aux choses positivement établies, se sont empressés de donner à l'intérieur (à quelle dilution? je ne le sais certainement pas) le *lachésis*, venin de crotale : cet agent est resté pour eux sans aucun résultat thérapeutique, fait qui ne doit pas nous étonner.

Déjà, dans l'antiquité, bien qu'on ne sût peut-être pas à quoi s'en tenir sur l'action du venin des serpents, mis en contact avec les muqueuses, l'usage de sucer les plaies faites par leurs morsures était néanmoins établi chez les peuples ; aussi Celse dit-il : « Quiconque, à l'exemple des Marses, ne craindra pas de sucer la blessure, pourra sans danger pour lui-même sauver la vie du blessé [1] » ; et Aristote pose en principe, que la salive de l'homme est nuisible à la plupart des serpents [2].

Malgré ces notions, il est encore beaucoup de gens (ignorants il est vrai) qui ajoutent assez peu de foi à ces assertions pour se hasarder à sucer une morsure de vipère. En revanche, il est heureux que les hommes qui ont étudié l'histoire des souffrances de l'humanité, ne pensent pas à cet égard comme les homœopathes.

[1] *Medicin., lib. V, cap.* 17.
[2] *Hist. anim., lib. VIII, cap.* 29.

Mais ce que la médecine rationnelle de nos jours a laissé de côté, c'est l'usage de la chair de vipère, dont les effets médicamenteux avaient été constatés par nos devanciers. Feuilletez les vieilles pharmacopées, vous trouverez dans la poudre de vipère un médicament propre à purifier le sang, bon pour chasser les mauvaises humeurs, résister aux venins, enlever les fièvres intermittentes et malignes, pour la petite-vérole, la peste. Lemery nous apprend les modes de préparation de la vipère et les doses à administrer [1].

Le bézoard animal des anciens auteurs était constitué par la poudre du foie et du cœur de la vipère.

La graisse de vipère était aussi fort employée pour raréfier les humeurs et résoudre les tumeurs; elle entrait autrefois dans l'emplâtre de Vigo.

Du reste, elle possède une propriété physique, avancée par Lemery, et que j'ai vérifiée. Fondue à un feu doux, passée à travers un linge fin et refroidie, elle ne reprend pas l'état solide et reste liquide comme les huiles.

Beaucoup d'autres ophidiens étaient employés, comme la vipère, d'après les mêmes préparations et dans les mêmes maladies; cependant les auteurs font observer qu'ils n'avaient pas autant de vertu.

[1] Pharmacopée universelle, chap. XLVII.

Il existe encore dans nos campagnes une foule de préparations de ce genre, auxquelles on a recours dans des cas extrêmes. N'allez pas tout d'abord les traiter de préjugés, ou chercher à démontrer leur effet par l'influence morale. Voici ce que j'ai recueilli à propos de l'action de ces sortes de médicaments :

Les bouillons de vipères et de couleuvres sont des sudorifiques puissants ; on les administre contre certaines maladies de peau et contre la gale. Un individu m'a affirmé qu'il n'avait pu être débarrassé d'une espèce d'eczéma que par le bouillon concentré de couleuvres, administré à trois reprises consécutives. Il ignorait complètement quelle était cette boisson lorsqu'on la lui fit prendre ; il fut aussitôt après dévoré d'une soif vive, et pris de sueurs abondantes qui durèrent plusieurs jours. Ce fut après sa guérison que ses parents lui dévoilèrent le moyen employé.

Une autre personne de la campagne m'a raconté comment, par les mêmes bouillons, elle avait été délivrée d'une gale ancienne. L'action physiologique et l'action thérapeutique avaient été les mêmes.

On trouve, du reste, dans les mémoires de M. le comte de Ségur, l'historiette du lézard cru qui, mangé par morceaux, guérit de la lèpre. M. de Ségur prétend en avoir goûté et avoir ensuite

éprouvé des salivations et des transpirations abondantes.

Kircher raconte une des plus curieuses histoires de guérisons dues aux serpents. Voici ce
qu'il dit :

« Auprès du village de Sassa, à huit milles environ de la ville de Bracciano, en Italie, il existe
un trou ou caverne appelée *la Grotta delli serpi*.
Cette grotte est assez large pour contenir deux
hommes, et est toute percée de petits trous comme
un crible. Au commencement du printemps, il
sort de ces trous une immense quantité de serpents de différentes couleurs, qui se produisent
chaque année, mais qui ne paraissent pas avoir de
venin malfaisant. Les gens atteints de scorbut, de
la lèpre, de la goutte ou de paralysie, se faisaient
descendre nus dans cette caverne, et, grâce aux
chaudes vapeurs de la terre, leur corps était bientôt
dans un état de moiteur extrême. C'est alors,
disait-on, que les petits serpents sortaient de
toute part et se mettaient à sucer toutes les humeurs viciées du patient ; de sorte qu'après avoir
répété ce traitement à plusieurs reprises, les malades s'en allaient radicalement guéris. »

Kircher, qui visita cette grotte, la trouva chaude
et conforme en tous points à la description qu'on
lui en avait donnée ; il vit les trous, y entendit
comme des sifflements, et quoiqu'il n'ait pas vu

de serpents, attendu que ce n'était pas la saison
où ils sortent, il remarqua des débris de leur peau
qui jonchaient le sol ; les racines d'un orme qui
poussait près de là en étaient chargées.

La découverte de cette grotte merveilleuse fut
faite, à ce qu'il paraît, par un lépreux qui était
parti de Rome pour venir prendre les bains dans
le voisinage de cet endroit. Le lépreux fort heureusement se perdit dans le trajet, et comme il
faisait nuit, il entra dans cette caverne. L'atmosphère y était si chaude qu'il retira ses habits, et,
fatigué d'ailleurs de sa route, il s'endormit profondément, si bien qu'il ne sentit les serpents
sucer ses plaies que quand la cure était opérée [1].

A propos de ce récit de Kircher, nous pouvons
entrer dans des considérations qui nous expliquent
ces guérisons, indépendamment de l'action thérapeutique qu'il attribue aux serpents.

Certaines espèces de couleuvres, et particulièrement le *Zamenis viridiflavus*, se plaisent dans les
terrains sulfureux et déposent toujours, aux en-
virons des sources chaudes qu'on y observe, leurs
œufs, qui, trouvant là toutes les circonstances
favorables à leur éclosion, ne tardent pas à donner
naissance à une foule de petits serpents qu'on rencontre à chaque pas et même jusque dans les bai-

---

[1] *Voyez* Revue britannique. Avril 1852.

gnoires des établissements thermaux. Tout le monde
a pu vérifier ce fait dans les eaux sulfureuses des
Pyrénées, au Vernet, à Luchon, à Cauterets......
Les trous et les grottes qu'on rencontre dans ces
lieux sont toujours habités par ces hôtes inoffensifs, et cela en raison de la température plus douce
qu'ils y trouvent. Il n'est donc pas étonnant, si
l'on considère ces diverses coïncidences, que des
gens affectés de maladies de peau aient pu trouver
leur guérison dans des espèces d'étuves naturelles,
à émanations sulfureuses, puisque le soufre est,
dans ces cas morbides, un des meilleurs agents
thérapeutiques. Le serpent, dans ce cas, n'a donc
joué aucun rôle dans la guérison.

La chair des serpents présente chez les grandes
espèces (boas ou crotales) une masse énorme, re-
lative du reste à la taille de ces animaux. Chez
les reptiles de nos pays, la chair est, par la même
relation, peu abondante; elle est mangeable, ne
présente aucun mauvais goût; elle est même bonne
chez les reptiles ichthyophages, comme la vipérine
qui se nourrit de poissons et de grenouilles; j'en
ai mangé plusieurs fois sans dégoût.

Les couleuvres, mais surtout la vipérine et la
couleuvre à collier, exhalent une odeur forte quand
on les prend, principalement la dernière dont le
nom (*Coluber natrix*) rappelle cette particularité.
Ce fait est dû à l'expulsion des excréments que,

sous l'influence de la crainte, ces animaux rejet-
tent vivement. Ce sont ces excréments, composés
d'urate de chaux et d'ammoniaque, qui répandent
alors cette odeur âcre et désagréable.

Les ophidiens de nos climats, autres que la
vipère (les ceps, les orvets, les couleuvres), ne
présentent aucun danger pour l'homme; leur morsure produit une lésion légère qui n'est jamais
dangereuse. J'ai bien souvent été mordu par ces
animaux, et je n'en ai ressenti aucun mal,
bien que n'ayant pris aucune précaution pour le
prévenir.

La prétendue fascination des serpents est encore
un fait à prouver.

Le docteur Barton a étudié avec grand soin, aux
États-Unis, les mœurs des serpents, et ses recherches minutieuses n'ont pu lui faire découvrir rien
qui soit en faveur de l'opinion commune sur la
fascination.

Beaucoup de gens racontent cependant des faits
de fascination, et vous font passer par toutes les
péripéties d'un drame dont elles prétendent avoir
été témoins. Il est vrai qu'on peut facilement se
tromper dans l'appréciation des faits de ce genre.
Voici un cas que j'ai moi-même observé :

Je connaissais un nid de fauvettes dont les œufs
venaient d'éclore, et qui renfermait quatre petits
à peine couverts de plumes; j'allais les visiter de

temps en temps. Un jour, je fus fort surpris de ne
plus voir la tête des jeunes oiseaux s'élever au-
dessus de leur demeure, et j'aperçus une couleuvre
à collier enroulée dans le nid de mes protégés.
Maintenant mon indignation, je me gardai de
bouger, afin d'observer ce qui se passerait entre le
serpent et la mère, dont j'entendais les cris aigus.
Je la vis bientôt, les plumes hérissées, voltigeant
de branche en branche à l'entour du serpent qui
restait sans bouger dans le nid. Cependant la fauvette criant toujours se rapprochait de l'ennemi,
non pas comme si elle eût suivi un mouvement
d'attraction, mais au contraire avec une attitude
agressive et résolue, comme si elle eût voulu lui
donner la chasse à coups de bec. Tout-à-coup, je
vis le serpent s'élancer; j'entendis un cri plus fort
de la fauvette; la couleuvre l'avait saisie par la
patte et l'enroulait pour l'étouffer. Il était temps
de mettre fin à la scène; je sauvai la fauvette et
m'emparai du serpent.

Peut-on d'un fait pareil déduire une preuve de
fascination? Je ne le crois vraiment pas; on ne
peut y voir, au contraire, qu'une preuve d'astuce
de la part du serpent, qui, après s'être repu des
petits, veut encore s'emparer de la mère en exal-
tant ses sentiments maternels.

Malgré toutes les histoires qu'on a aussi ima-
ginées sur les salamandres ou les crapauds, les

batraciens ne renferment aucun animal nuisible.
Ces animaux sont tous dépourvus de dents et se
nourrissent d'insectes et de vers. Le crapaud lance
au loin son urine quand on le touche, mais les
rainettes et les grenouilles en font autant ; ce
liquide alcalin est sans action sur l'épiderme, et
mis en contact avec les muqueuses, il n'y engendre qu'une inflammation légère, comme le ferait
tout autre liquide acide ou alcalin.

La peau de tous les êtres de cette famille est
visqueuse, et chez quelques-uns laisse exsuder une
liqueur âcre. Sécrétée dans les follicules du derme,
cette liqueur, généralement incolore, est blanchâtre chez les salamandres, et irrite les muqueuses
avec lesquelles on les met en contact.

Des préparations médicamenteuses ont été faites
jadis avec les batraciens, et les vieux auteurs leur
attribuaient les diverses propriétés d'hémostatiques,
anti-hémorrhoïdaux......

Lemery [1] les recommande à l'extérieur pour
faire suppurer les bubons pestilentiels ou vénériens,
et à l'intérieur contre l'hydropisie.

Je m'arrête dans ces considérations, terminant
ici ce qui a rapport aux animaux vertébrés, pour
passer aux animaux inférieurs annelés (mollusques
et zoophytes), qui nous présenteront aussi des
détails intéressants au point de vue qui nous occupe.

[1] Chap. XLV.

DEUXIÈME PARTIE.

SÉRIE DES ANIMAUX INVERTÉBRÉS.

Généralités.

Les animaux vertébrés nous ont offert l'exemple d'un plan général d'après lequel la nature les a créés ; mais, dans la série des êtres que nous allons passer en revue, ce plan subit des modifications bien plus variées, et ne suit pas une ligne de dégradation aussi nettement marquée.

Difficiles à définir, les types organiques qui forment les divers embranchements d'animaux annelés, mollusques et zoophytes, nous présentent des caractères généraux sur lesquels nous n'avons pas à nous arrêter dans ce travail ; bornons-nous donc à mentionner la structure des organes de locomotion, comme faisant la base des classifications diverses de ces êtres.

Ainsi, au point de vue qui nous occupe, nous passerons successivement en revue : dans les annelés, les articulés et les annelides ; dans les mollusques, les céphalopodes, les ptéropodes, les gastéropodes, les acéphales et les brachiopodes ; dans les zoophytes, les radiaires et les globulaires ;

toutefois, de ces diverses classes, nous envisage-
rons seulement celles qui sont utiles à la médecine.

Nous avons vu dans les vertébrés une portion
centrale dure, la charpente osseuse, soutenir les
parties molles et les divers organes de l'économie.
La série que nous envisageons nous présente, au
contraire, une portion dure extérieure, véritable
squelette tégumentaire qui renferme et protège
les divers organes de ces êtres.

Plus ou moins dure et d'apparence cornée,
cette enveloppe, commune à tous les articulés, est
tantôt chimiquement composée de sels qui nous
présentent les analogues des alcaloïdes végétaux,
chez les insectes par exemple, tantôt de sels calcaires rappelant la composition des os des vertébrés, comme chez les crustacés et les cirrhipèdes.
Nous voyons les annelides généralement dépourvus de toute portion dure, soit interne, soit
externe; mais nous retrouvons l'élément-chaux,
combiné à divers acides, former le tégument des
mollusques et de divers zoophytes, pendant que
les derniers êtres de la série animale, les spongiaires, nous offrent une organisation tellement
rapprochée de celle du végétal, que nous sommes
saisis d'admiration à la vue de ce merveilleux passage de l'animal à la plante.

Les parties molles des animaux sans vertèbres,
plus ou moins abondantes selon les classes, ren-

ferment un liquide nourricier, un sang propre à vivifier tous les organes de l'être, variant de couleur avec les individus de la série, tantôt incolore, tantôt vert, ou jaune, ou rouge comme celui des vertébrés.

Des combinaisons sulfurées ou phosphorées nous rappellent surtout chez les mollusques les combinaisons protéiques que nous avons déjà envisagées. Enfin, reparaissent des corps gras analogues à ceux que nous avons étudiés chez les animaux supérieurs.

Des sécrétions diverses s'effectuent aussi chez ces êtres, manifestées par des principes odorants comme chez certains coléoptères; par des productions curieuses analogues dans leur application industrielle aux poils des mammifères, la soie, sécrétion des lépidoptères, les toiles de divers arachnides; enfin, par des matières carbonées grasses ou sucrées, la cire, le miel des abeilles, et toutes les autres sécrétions si remarquables de la famille des hyménoptères.

Enfin, parmi ces animaux nous trouvons des hôtes incommodes, des parasites avides et malfaisants, et même des êtres dangereux par leur piqûre sécrétant un venin funeste comme certains reptiles.

Le sous-embranchement des articulés a été divisé en cinq classes : insectes, myriapodes, arachnides, crustacés et cirrhipèdes.

Embranchement des articulés.

Aucune de ces classes n'est aussi nombreuse en espèces que celle des insectes, si remarquables par leur organisation, leurs mœurs, et l'admirable instinct dont la nature a doué des êtres si infimes. Les couleurs brillantes qui décorent la couche épidermique de leur corps, les odeurs qu'exhalent la plupart d'entre eux, les sucs que certains sécrètent, la production de la lumière qui s'observe chez quelques autres, sont autant de curieux phénomènes qui nous portent à attribuer à la plupart de ces animaux des propriétés déjà démontrées chez plusieurs.

Examinons dans cette classe chacun des ordres qui nous intéressent.

Coléoptères. — L'ordre des coléoptères fournit à la matière médicale un agent précieux, le seul, du reste, qu'elle lui emprunte en raison de ses propriétés vésicantes et stimulantes. La cantharide, coléoptère hétéromère de la famille des trachélides, est un des poisons irritants les plus violents que l'on connaisse. On a isolé depuis quelque temps le principe actif de cet insecte, la *cantharidine*, qui lui communique ses propriétés médicamenteuses. Avant la découverte de cet alcaloïde animal, on attribuait les propriétés vésicantes de cet insecte aux poils rares et ténus qui le couvrent. Du reste, les cantharides étaient connues dans l'antiquité ; Pline les a indiquées à l'intérieur contre la lèpre [1], et, d'après Aétius, Archigène, puis Arétée auraient été les premiers à l'employer à l'extérieur.

De nos jours, les propriétés bien étudiées de la cantharide ont fait classer ce médicament parmi les ressources les plus précieuses de la thérapeutique. Employé à l'extérieur, c'est le vésicant par excellence ; mais, à l'intérieur, c'est un stimulant dangereux, qu'on n'administre qu'à très-faible dose, et dont on a tour-à-tour vanté l'action dans les paralysies de la vessie, dans l'épilepsie, l'hydrophobie, les maladies squammeuses de la peau, les flueurs blanches, l'incontinence d'urine ; il est même assez vanté comme aphrodisiaque.

La cantharide ne paraît pas être le seul insecte de la famille des trachélides jouissant de ces propriétés diverses ; les méloés et les mylabres, qui appartiennent aussi à cette tribu, possèdent également des propriétés vésicantes ; aussi les a-t-on employés comme succédanés de la cantharide. Ils paraissent, du reste, devoir aussi leur action à la présence du même principe, la cantharidine.

C'est ainsi que le mylabre de la chicorée remplace complètement la cantharide dans quelques

[1] Liv. **XXIX**.

contrées de l'Inde ; qu'en Allemagne, le *Meloe maialis* et le *M. Proscarabeus* sont employés contre la rage ; et on prépare par infusion avec ces deux espèces, et le *M. autumnalis* et le *M. punctatus*, des huiles vésicantes et rubéfiantes.

En Sardaigne, on mélange le suc de ces insectes écrasés vivants avec de la graisse, et les vétérinaires font grand usage de cet onguent comme épispastique.

Enfin, la cantharide noire *(Meloe algiricus)* qui vit dans les luzernes, écrasée dans du vinaigre, sert aux paysans de quelques localités à faire des vésicatoires.

Les coccinelles, coléoptères trimères aphidiphages, très-communs dans nos jardins, qui lorsqu'on les saisit font sortir de leur corps par les jointures de la cuisse une humeur jaunâtre d'une odeur désagréable, paraissent aussi jouir de propriétés vésicantes qu'ils devraient à la cantharidine (Dorvault).

Ces petits êtres, doués d'une action médicamenteuse si énergique, ne sont probablement pas les seuls susceptibles d'être utilisés dans l'art de guérir. Les pentamères carnassiers, de la famille des carabiques, répandent presque tous une odeur fétide, et lancent par l'anus une liqueur âcre et caustique. On connaît même vulgairement le phénomène remarquable que nous offrent les bra-

chines : vivant en société nombreuse au pied des
arbres, lorsqu'on les dérange, elles lancent cette
liqueur avec assez de force pour produire une
petite explosion, accompagnée d'une apparence de
fumée blanchâtre.

L'étude de l'action physiologique de ces animaux, et des recherches chimiques sur leur composition, nous conduiront peut-être à la découverte
de nouveaux agents thérapeutiques.

Les pentamères lamellicornes, du groupe des
mellitophiles, nous fournissent les cétoines, insecte à couleurs brillantes, se nourrissant sur les
fleurs et répandant une odeur particulière. On a
prétendu que la poudre de ces insectes, administrée à l'intérieur, agirait contre la rage, et serait
un spécifique de cette grave affection ; il ne serait
donc pas indifférent d'étudier ces animaux pour
savoir à quoi s'en tenir sur ces propriétés pré-
tendues.

L'odeur suave que répandent quelques longi-
cornes, particulièrement le *Rosalia alpina* et
l'*Aromia moschata* de nos pays, ne semble-t-elle
pas nous révéler chez ces êtres des propriétés
anti-spasmodiques ?

Enfin, la thérapeutique ancienne employait
divers autres coléoptères ; les escarbots, par
exemple, dont on fabriquait un onguent nerval
et résolutif, en usage dans les rhumatismes.

8

Hyménoptères.— L'ordre des hyménoptères nous offre un puissant intérêt, surtout à cause des produits précieux qui nous sont fournis par les abeilles.

Nous avons tous admiré ces colonies industrielles, composées d'un si grand nombre d'individus, travailler, dans des lieux que la main de l'homme lui prépare, à la fabrication du miel et de la cire que nous allons ensuite leur ravir.

Ces deux produits, destinés à la nourriture et au logement de la postérité nouvelle de la ruche, sont récoltés et façonnés par les apiaires sociales, qui vont recueillant de fleur en fleur les matériaux de la cire ou la cire elle-même et les éléments sucrés du miel.

Le miel est une substance molle, mucoso-sucrée, plus ou moins grenue, variant d'odeur et de saveur sucrée selon la plante sur laquelle il a été récolté. Il est, en effet, prouvé combien est grande l'influence des végétaux nectarifères sur la nature du miel, à tel point que celui-ci peut être dangereux si les abeilles l'ont recueilli sur des plantes toxiques.

Les miels, comme on le sait, varient aussi de couleur, passant du brun au blanc le plus parfait, et ce fait physique tient encore à la nature des plantes qui en ont fourni les matériaux.

Deux substances, l'une molle, l'autre solide (sucre cristallisable, sucre incristallisable), constituent le miel, qui souvent contient, en outre, de la mannite, de l'acide acétique et une matière colorante jaune.

Connu de toute antiquité, le miel, avant la découverte du sucre, le remplaçait dans tous ses usages, et servait dans l'économie domestique, comme dans la pharmacie, qui l'employait pour plusieurs préparations, et notamment pour les sirops dont il fut la première base. De nos jours, la médecine tire parti de ses propriétés émollientes, rafraîchissantes et laxatives, et l'économie domestique forme avec le miel, l'eau et le ferment de bière, l'hydromel vineux, boisson ordinaire des peuples du Nord.

La cire est un corps gras très-répandu dans la nature; car on rencontre des matières analogues dans beaucoup de plantes, et particulièrement dans le pollen des végétaux. C'est ainsi que nous connaissons les matières céreuses diverses, telles que la cire du Japon, qui se trouve dans le fruit du *Rhus succedanea L*, et nous vient des Indes-Orientales; la cire de myrica, fournie par les bois du *Myrica cerifera* de l'Amérique Septentrionale; enfin, les diverses cires extraites du *Croton sebiferum*, *Celastrus ceriferus*, *Ceroxylon andicola*, *Myristica bicuhyba*. Ces cires végétales se rapprochent entièrement de celle des abeilles, seulement elles sont plus dures et moins fusibles.

La composition de la cire des abeilles a été étudiée par une foule d'auteurs, qui s'accordent à la regarder comme composée de deux substances différant entre elles par leur solubilité dans l'alcool. L'une, qui est très-soluble, est appelée *cérine;* l'autre, ne s'y dissolvant qu'en très-petite quantité, a été nommée *myricine,* parce qu'elle existe en plus grande quantité dans la cire du *Myrica cerifera,* plante que nous avons mentionnée.

Les acides faibles ont peu d'action sur la cire; mais, traitée à chaud par les alcalis caustiques, elle est saponifiée, et donne naissance à une substance neutre moins fusible que la cire et qu'on a nommée *céraïne.*

Obtenue par fusion, la cire d'abeille est jaune et possède une odeur qui rappelle celle du miel; on la blanchit en l'exposant à l'air humide et à la lumière, et quand elle est entièrement purifiée, on la désigne sous le nom de *cire vierge.*

La solubilité partielle de la cire dans l'acool, son insolubilité dans l'eau et sa fusibilité, sont les caractères propres qui la distinguent.

Enfin, par la distillation, la cire donne une eau acide, une huile volatile et une huile concrète, appelée *beurre de cire,* qui, distillée à son tour, fournit l'huile de cire.

La matière médicale fait un fréquent usage de

la cire des abeilles ; dans les maladies intestinales,
dans les diarrhées, on l'administre sous forme
d'émulsion, en potion ou en lavement ; en pharmacie, elle fait la base des cérats, entre dans les
pommades et les onguents. Le beurre et l'huile de
cire ont été usités autrefois comme adoucissants et
résolutifs, pour les crevasses du sein, les douleurs
articulaires. Enfin, le miel mélangé à la cire forme
le céromel de Aitken, employé dans le pansement
des ulcères sanieux.

Les hyménoptères pupivores, de la tribu des gal-
licoles, fournissent un insecte, le cynips de la galle
à teinture, qui détermine sur le *Quercus infectoria*
la formation des noix de galle, dont on fait usage
en industrie pour la teinture, et que la médecine
emploie comme astringent. C'est sous forme de
décoctés et d'infusés, en compresses, en lavements
contre les diarrhées, et en injections contre les
hémorrhagies passives et les gonorrhées, que la
noix de galle est prescrite par les médecins. On l'a
quelquefois administrée à l'intérieur comme anti-
dote de l'émétique et des alcalis végétaux.

On sait quel excellent réactif la chimie trouve
dans l'infusé aqueux ou la teinture alcoolique de
noix de galle, pour déceler le fer, la gélatine et les
alcalis végétaux qu'ils précipitent de leurs solutés.

Enfin, c'est de la noix de galle que le tannin
est presque exclusivement retiré.

La famille des hétérogynes nous présente les fourmis, dont l'industrie prévoyante est passée en proverbe. Ces insectes contiennent de l'acide formique, plus spécialement sécrété par les femelles et les fourmis neutres, et lui doivent leur odeur forte et leur propriété rubéfiante.

Les fourmis ont été et sont quelquefois encore employées en catasplasmes; d'autres fois, les médecins ont fait plonger dans une fourmilière un membre paralysé: on les a ordonnées à l'intérieur comme apéritives et diurétiques.

Enfin, elles entrent dans diverses préparations pharmaceutiques, telles que l'eau de magnanimité et le baume acoustique de Mendérérus.

Avant d'en finir avec cet ordre, n'oublions pas de mentionner la section des porte-aiguillon, dont les individus font à l'homme des piqûres douloureuses.

Les abeilles, les guêpes, les frelons ont l'abdomen muni d'un aiguillon communiquant avec une vésicule qui renferme un liquide, véritable venin, que ces animaux peuvent ainsi déposer dans leur piqûre. Son introduction dans l'organisme détermine une douleur vive et brûlante, accompagnée de rougeur et de gonflement, quelquefois d'un malaise général et de fièvre ; mais ces symptômes disparaissent bientôt sans conséquences fâcheuses.

On a vu la mort être le résultat de ces piqûres, mais seulement dans des cas très-rares, alors qu'elles ont été très-nombreuses, et que le gonflement, devenu très-considérable, avait amené des accidents nerveux graves et des symptômes fébriles très-intenses.

Lépidoptères. — Nous avons peu de mots à dire sur les lépidoptères qui n'offrent aucune ressource médicale. L'industrie seule trouve une source de richesses dans le produit du bombyx du mûrier, et tout le monde sait à quoi s'en tenir sur l'histoire de la soie.

Les larves des papillons, vulgairement appelées *chenilles*, passent pour venimeuses; il n'en est rien cependant, et ces êtres ne sont nuisibles à l'homme que par les ravages qu'ils exercent sur les végétaux; toutefois, il est des chenilles, vivant en société sur quelques arbres, tels que le chêne et le pin, qu'on a nommées *chenilles procession-naires*, et qui peuvent provoquer chez l'homme un véritable urticaire.

J'ai plusieurs fois été victime de cette affection désagréable, après avoir démoli des nids de ces larves. Il est à noter que ces chenilles sont très-velues; et quand elles ont abandonné leur peau en devenant chrysalides, si l'on s'amuse à remuer leurs nids, ces poils, du reste très-ténus, viennent en tombant s'implanter dans les pores de la peau, tout comme les poils de l'*urtica urens*, et y développent une démangeaison analogue.

Hémiptères. — L'ordre des hémiptères renferme cet hôte incommode, la punaise des lits, qui pullule si rapidement dans les maisons vieilles et sales, qui se nourrit principalement de sang humain et porte l'insomnie dans tous les lits qu'elle habite. Mais, en revanche, nous trouvons aussi dans cet ordre la tribu des gallinsectes, qui fournissent des produits importants à notre industrie : on connaît la belle couleur rouge que nous devons aux cochenilles.

Bien que la cochenille n'ait pas de véritable emploi en médecine, elle a cependant été préconisée comme spécifique de la coqueluche par quelques médecins anglais et allemands.

En pharmacie, elle sert seulement à colorer quelques préparations. Bien que certaines expériences tendent à démontrer que ces animaux contiennent réellement un principe médicamenteux, on ne peut encore se baser sur des faits assez concluants pour en constater les vertus.

Aphaniptères. — Les puces, seul genre de l'ordre des aphaniptères, sont connues de tous par les démangeaisons incommodes que provoque leur piqûre. Une espèce de ce genre, appartenant aux climats chauds et appelée *chique* ou *puce pénétrante*, devient quelquefois un animal dangereux pour l'homme. En effet, la femelle, après s'être introduite sous la peau du talon ou sous les ongles des pieds, y acquiert un volume considérable en raison du sac membraneux qui renferme ses œufs, et détermine en ces points la formation d'ulcères dangereux.

Diptères. — C'est chez les diptères, qui ne renferment du reste aucun individu propre à enrichir la matière médicale, que nous trouvons les êtres les plus fâcheux et les plus incommodes : les cousins, les mouches, et ces parasites repoussants qui vivent sur l'homme, les poux, dont on cite plusieurs espèces : le pou de la tête, commun chez les individus sales, et le pou du corps humain, qui dans quelques maladies pullule d'une manière effrayante. Il est inutile de nous arrêter sur ces insectes, et nous terminons ici ce qui se rapporte à cette classe.

MYRIAPODES ET ARACHNIDES.

La classe des myriapodes n'est pas intéressante au point de vue médical ; peut-être cependant pourrait-elle fournir quelque agent thérapeutique dans la famille des chilognates, si l'on considère l'odeur forte et désagréable que répandent les iules quand ils s'enroulent sur eux-mêmes. La piqûre de quelques-uns de ces annelés est douloureuse, sans entraîner aucun accident.

Mais la classe des arachnides est intéressante à cause des animaux venimeux et parasites qu'elle contient. L'appareil respiratoire des individus de cette classe les a fait diviser en deux ordres : arachnides pulmonaires et arachnides trachéennes.

Le premier ordre renferme les araignées et les scorpions, redoutables par leurs piqûres et les accidents qui en sont la conséquence. Malgré toutes les histoires qu'on a rapportées sur les araignées, ces animaux ne sont réellement pas dangereux, bien que leur piqûre soit parfois très-douloureuse et entraîne le gonflement de la partie piquée. Tout ce que les auteurs anciens, et particulièrement Baglivi, ont raconté sur la tarentule, sont des récits fabuleux ou singulièrement grossis. Cette araignée, comme la mygale et la malmignate qui habitent le midi de l'Europe et que l'on regarde généralement comme très-venimeuses, ne provoque chez l'homme que des accidents inflammatoires sans conséquence grave. Il est vrai que quelques araignées sont pourvues d'un appareil venimeux, dont le canal excréteur aboutit près de l'extrémité du crochet mobile de leurs mandibules. Le venin versé au fond de la plaie détermine l'engourdissement des insectes dont les araignées se nourrissent ; mais il n'est pas assez énergique pour devenir dangereux à l'homme.

C'est chez les scorpions que nous trouvons un

venin plus actif qui, dans les pays chauds, rend ces animaux redoutables à l'homme. La queue des scorpions est terminée par un aiguillon aigu, qui présente au-dessous de la pointe plusieurs ouvertures communiquant avec une glande qui sécrète le venin. L'introduction de ce venin détermine une inflammation vive accompagnée de fièvre, d'engourdissements, de vomissements même, phénomènes rappelant ceux que détermine la morsure des serpents à crochets.

En France, la piqûre du scorpion d'Europe, petit et brunâtre, est douloureuse, mais sans accidents dangereux consécutifs; tandis que celle du scorpion blanc, espèce d'Afrique, que l'on rencontre aussi en France sur la montagne de Cette, est toujours suivie d'accidents plus ou moins graves, et quelquefois même de la mort.

Enfin, l'ordre des arachnides trachéennes renferme les acoriens, animaux très-petits, dont le genre *sarcopte* est composé d'individus parasites, vivant aux dépens de plusieurs animaux vertébrés. C'est ainsi que le sarcopte de la gale détermine chez l'homme cette hideuse maladie trop communément répandue chez les gens pauvres, mais que des moyens thérapeutiques récents parviennent à détruire promptement.

CRUSTACÉS.

Quelques familles de la classe des crustacés offrent à l'homme un aliment agréable dans la chair des écrevisses, des langoustes et des homards. Ces animaux curieux, pourvus d'une masse assez considérable de chair savoureuse, sont recouverts d'un tégument calcaire, squelette extérieur qui protège leurs organes, et dont la composition chimique, différente de celle des os des vertébrés, nous offre le carbonate de chaux. Lorsque ces animaux vont subir la mue, il se développe dans l'intérieur de leur estomac une concrétion calcaire uniquement composée de ce carbonate de chaux uni à de la matière gélatineuse. Ce sont ces concrétions hémisphériques qui doivent servir à renouveler l'enveloppe dont l'individu vient de se débarrasser.

On employait jadis en médecine, sous le nom d'*yeux d'écrevisses*, les concrétions stomachales de l'*Astacus fluviatilis*, que l'on administrait comme anti-acides, anti-diarrhéiques, anti-hémorrhagiques et anti-goutteuses. Le test des grandes espèces marines, langoustes ou homards, servait aussi dans le même cas. De nos jours, le carbonate de chaux a remplacé ces médicaments; de même que le phosphate calcaire a remplacé les préparations diverses d'os calcinés.

Un individu de l'ordre des crustacés isopodes, le cloporte, était jadis vanté comme diurétique, apéritif, fondant, et on l'administrait en poudre, en bouillons, en sirop dans diverses affections; mais depuis que l'analyse a démontré qu'il renfermait de l'azotate de potasse, on s'est empressé d'attribuer à ce sel toutes les propriétés médicamenteuses du crustacé, et, dès-lors, il a presque été banni de la matière médicale. Cette expulsion n'est cependant pas rationnelle, car un animal ne pouvant pas être exclusivement composé d'un sel inorganique, il est certain que la combinaison des parties organiques avec ce sel ne peut pas produire un effet médicamenteux identique à celui de l'azotate de potasse.

Sans nous arrêter aux cirrhipèdes, terminons ici notre revue sur les articulés, et passons aux annelides ou vers.

Embranchement des annelés.

ANNELIDES.

Le sous-embranchement des vers, divisé par les zoologistes en trois classes: annelides, rotateurs et helminthes, contient des animaux qui intéressent vivement l'homme, soit que l'on considère ceux qu'il emploie comme agents thérapeutiques, ou bien ceux qui, par leur parasitisme viennent troubler l'harmonie de nos fonctions en portant le ravage dans nos viscères.

Les annelides abranches, qui vivent dans la terre et forment le genre *lombric*, avaient été utilisés en médecine, et leur usage a été totalement supprimé de nos jours ; cependant les vieilles pharmacopées ne tarissent pas d'éloges sur les vertus de l'huile de vers de terre : « Elle est bonne pour ramollir et fortifier les nerfs, pour les douleurs des jointures, pour résoudre les tumeurs, pour les dislocations, pour les foulures (Lemery). » Les lombrics nous présentent une masse charnue et contractile, dans laquelle est déposée une certaine quantité de matière grasse dont les effets physiologiques auraient besoin d'être étudiés.

Peut-être arriverait-on aussi à quelque résultat précieux en étudiant, dans les annelides dorsibranches, les arenicoles, qui, lorsqu'on les saisit, font sortir de leur corps un liquide jaunâtre teignant fortement les doigts.

Nous savons quel secours les annelides suceurs de la famille des hirudinées offrent à la thérapeutique dans les maladies inflammatoires, pour pratiquer des saignées locales. L'usage si généralement répandu de ces animaux en a fait l'objet d'un commerce important. Dans les marais de l'ouest de la France, l'industrie des éleveurs de sangsues est

devenue une source de richesses pour le pays ;
et M. Moquin-Tandon, dans une monographie précieuse sur les hirudinées, nous a parfaitement
appris l'histoire de ces animaux.

ROTATEURS.

La classe des rotateurs nous offre peu d'intérêt.
Tout le monde connaît les expériences de Spallan-
zini sur la suspension momentanée de la vie que
le dessèchement entraîne chez les rotifères.

HELMINTHES OU ENTOZOAIRES.

C'est dans la classe des helminthes que sont
rangés tous les annelides vivant aux dépens de
l'homme et répandus dans les divers viscères de
l'organisme ; parasites portant le trouble dans
l'exercice des fonctions vitales, et devenant parfois la cause d'accidents graves. Tous les ouvrages
de pathologie ont traité de ces affections diverses,
et la matière médicale compte plusieurs spécifi-
ques propres à débarrasser le corps humain de ces
hôtes dangereux.

Embranchement des mollusques.

L'embranchement des animaux mollusques, si
nombreux en espèces, nous intéresse à un double
point de vue : les animaux qu'il renferme four-

nissent à la fois à l'homme des éléments nutritifs et des médicaments d'une vertu constatée.

La forme générale des animaux mollusques est très-variable : leur corps est toujours mou, recouvert d'une peau visqueuse et protégée par une enveloppe pierreuse, la coquille, affectant les formes les plus diverses et couverte des couleurs les plus variées. Cette enveloppe, qui nous présente une substance calcaire, est le produit d'une sécrétion analogue à celle de l'épiderme des animaux supérieurs : cette sécrétion dépose une matière semicornée, à laquelle vient ensuite se joindre une proportion plus ou moins considérable de carbonate de chaux.

La partie dure est généralement externe chez ces êtres, et devient pour eux un organe de protection. Cependant elle devient interne chez certains céphalopodes, la sèche par exemple, dont l'*os*, composé de phosphate et de carbonate de chaux, est utilisé en poudre fine comme dentifrice. On sait que ce mollusque sécrète encore, dans un organe situé auprès du foie, une liqueur noirâtre, employée en peinture sous le nom de *sépia*, et qu'il lance au-dehors pour se dérober à la poursuite de ses ennemis.

Mais c'est chez les mollusques gastéropodes que le médecin puise un agent précieux contre les maladies pulmonaires.

Le limaçon, que tout le monde connaît, contient un mucus abondant et un principe sulfureux particulier, que M. Figuier a nommé *hélicine*, et auquel il paraît devoir ses propriétés médicinales. On prépare avec le limaçon des sirops, des pâtes, des pastilles, des bouillons généralement agréables au goût, toutes préparations pectorales dont l'usage se répand tous les jours de plus en plus, surtout depuis qu'elles ont été préconisées par feu le Dr Chrestien.

Indépendamment de ces propriétés médicinales, l'escargot est un aliment aussi sain qu'agréable, dont l'usage a existé de tout temps dans le Midi, et commence à se répandre dans le Nord, à Paris même, où ces animaux deviennent l'objet d'une véritable industrie. Il est probable que l'hélicine n'appartient pas seulement au genre *helix*, et que des expériences sur les autres gastéropodes nous conduiraient à la découvrir chez plusieurs.

L'huître, mollusque acéphale, et l'un des mets de luxe les plus recherchés, est assez connue pour que nous n'ayons pas à nous arrêter sur son histoire. Disons seulement que l'hygiène peut tirer un grand parti de la prescription de ce mollusque comme aliment dans certaines prédispositions morbides, et que les matières sulfurées et phosphorées qu'il contient doivent justifier les qualités médicinales que nous lui supposons.

9

Plusieurs autres acéphales marins ou fluviatiles sont aussi pour l'homme un aliment à la fois sain et agréable au goût : tels sont les moules, les anadontes, les unios, les pétoncles, les clovis......

L'industrie trouve aussi des matières précieuses dans la classe des mollusques : telles sont, la pourpre des anciens, liqueur sécrétée par les mollusques gastéropodes des genres *buccin*, *murex* et *aplisie*, et les perles, dont la formation paraît dépendre d'un état morbide de l'huître perlière.

Enfin, pour terminer ce qui est relatif aux mollusques, n'oublions pas de mentionner que certains de ces animaux communiquent l'urticaire à l'homme, après avoir été ingérés comme aliment : tels sont les huîtres, les moules. Mais le développement de cette affection chez un individu paraît tenir chez lui à une idiosyncrasie particulière ; car elle ne se manifeste pas chez tous les individus qui mangent des huîtres, mais seulement dans des cas rares, chez telle ou telle personne.

Embranchement des zoophytes.

Terminons par l'aperçu de ces êtres de l'organisation la moins compliquée et la plus imparfaite qui forment la classe des animaux zoophytes, et que l'on a ainsi nommés à cause du rapport de leur structure avec celle des végétaux : on les divise en radiaires et en globulaires.

Dans la première section, nous trouvons, chez les échinodermes, les holothuries que les Chinois recherchent comme un mets délicieux, et les oursins, que nous avons introduits sur nos tables ; chez les acalèphes, les méduses, les rhizostomes, les cestes, animaux mous, de consistance gélatineuse, flottant dans la mer et communiquant à l'homme, par le contact, des démangeaisons cuisantes avec éruption sur la peau, véritable urticaire qui se développe souvent sur tout le corps.

Dans la classe des polypes sont rangés ces petits animaux dont la gaîne tégumentaire se durcit et s'ossifie au point d'acquérir la consistance et l'aspect de la pierre, et qui souvent pullulent et se multiplient au point de former dans certaines mers des récifs et des bancs de plusieurs lieues d'étendue.

Ce sont les polypes, de l'ordre des alcyoniens, qui forment le corail, sécrétion de la paroi interne de leur cavité digestive, qui fournit en même temps le carbonate de chaux et la matière rouge qui le colore. A part les usages industriels, on n'emploie plus maintenant le corail rouge pulvérisé que comme dentifrice.

Enfin, la classe des spongiaires est composée de masses vivant dans la mer, attachées aux rochers et n'offrant aucun signe de vie animale ; on ne

sait qu'ils vivent, que par l'absorption de l'eau
qui, entrant par tous les pores de leur surface,
est ensuite expulsée en courants rapides par les
ouvertures les plus grandes.

Les éponges renferment une certaine proportion
d'iode et sont utilisées en médecine.

La pharmacie nous en offre plusieurs préparations ; deux servent dans les pansements chirurgicaux pour dilater les plaies et absorber le pus ; ce
sont : l'éponge préparée à la ficelle, et l'éponge
préparée à la cire.

La troisième, éponge brûlée, était administrée
à l'intérieur contre les maladies goîtreuses et
comme atrophiant ; toutefois, depuis que les préparations d'iode ont prévalu, elles ont remplacé
l'usage de l'éponge brûlée, qui maintenant est
tout-à-fait abandonnée.

CONCLUSION.

En essayant de réunir dans cette Thèse inaugurale toutes les ressources que l'homme peut emprunter au *règne animal*, nous avons presque exclusivement signalé des faits déjà acquis à la science. C'était le but de notre travail ; nous voulions faire comme une revue de choses établies, tout en marquant quelques vides, quelques points encore peu explorés.

Le règne animal, qui fournit à la thérapeutique un certain nombre de ses agents les plus précieux, peut encore lui en offrir bien d'autres, dont les sciences chimiques hâteront la découverte ; et, parmi les produits animaux journellement employés par l'homme, l'hygiène saura choisir avec discernement ceux dont l'action peut devenir d'un secours plus précieux dans certains cas donnés.

Pour guérir ou pour soulager, la médecine possède deux catégories d'agents dont les attributions sont généralement confondues, et les deux noms qui les caractérisent, *médicament* et *remède*, sont en thérapeutique constamment employés l'un pour l'autre. Leur signification est pourtant bien différente; j'essaierai de l'établir, en terminant mon travail, car elle se trouve nettement définie par les idées de notre École.

Médicament et *remède* ne sont pas deux mots synonymes; l'idée qui se rattache à chacun d'eux exprime un ordre de faits différents.

Le médicament est un agent matériel quelconque qui, par son application sur une surface de l'organisme, détermine un phénomène ou une série de phénomènes siégeant dans l'agrégat matériel, ou la force vitale. Aussi l'action d'un médicament dépend-elle de son application et d'un degré quelconque d'absorption, d'assimilation ou d'irritation, de telle sorte que tous les points de l'économie ne peuvent pas être pris indifféremment pour siége d'une action médicamenteuse, mais seulement ceux où s'exercent les sens du toucher, du goût ou de l'odorat : en d'autres termes, c'est la mise au contact qui détermine l'effet dynamique d'un médicament, par conséquent une cause tout-à-fait matérielle, assujétie aux lois physiques et chimiques.

Le remède est un agent dont les effets se manifestent, chez l'être vivant, par des phénomènes qui siègent aussi bien dans la partie matérielle que dans l'essence immatérielle, dont l'action indé-

pendante des lois physiques et chimiques qui ré-
gissent la matière peut s'étendre sur l'âme pensante ; que les sens de l'ouïe, de la vue, peuvent
servir aussi bien que le goût, le toucher et
l'odorat.

Après avoir chassé pendant plusieurs jours dans
un pays marécageux, vous avez des accès pério-
diques de fièvre : prenez du quinquina, voilà un
médicament. Des évènements fâcheux vous ont
causé des sensations pénibles ; vous êtes triste,
morose : allez entendre un opéra-comique, de la
musique entraînante,.... voilà un remède.

L'exercice ou le repos, l'alimentation ou la
diète, la saignée, les procédés chirurgicaux sont
des moyens tous les jours employés pour triom-
pher d'un état morbide. Leur place est marquée
dans le cadre des remèdes, et la dénomination de
médicament leur serait positivement impropre.

Je sais bien que l'on comprend sous la dénomination générale de remède, tout agent propre à
amener un effet salutaire dans telle ou telle espèce
de la classe nosologique ; mais il est incontestable
que c'est assigner à un mot un sens trop général,
lorsqu'un autre mot est là pour exprimer une catégorie d'agents d'une action fixe. L'épithète de
spécifique peut s'appliquer au médicament mieux
qu'au remède, parce que ce dernier implique souvent l'idée d'un assemblage de moyens thérapeu-

tiques, et que si l'on peut en général prévoir l'effet d'un médicament, on ne peut pas toujours prévoir celui du remède, puisque dans certains cas il agit sur l'immatériel.

Dans les modifications infinies de cette manière d'être que nous appelons *santé*, il en est que nous concevons, mais que nous ne pouvons percevoir par les sens; et s'il arrive souvent que des lésions appréciables dans l'ensemble des éléments matériels qui constituent le *corps*, ou dans les organes qui servent telle ou telle fonction, nous révèlent la présence d'une maladie, il arrive bien plus souvent encore que le raisonnement seul nous indique la cause qui trouble l'exercice des lois de la machine humaine.

C'est que les deux manières d'être si différentes qui constituent la *santé* et la *maladie*, n'éveillent pas la même idée, selon qu'on les applique à l'homme ou aux individus du règne animal. L'homme, en raison de la dualité de son dynamisme, est sujet à un nombre indéterminé d'affections morbides. Altérations primitives ou consécutives de l'agrégat matériel ; modifications diverses de la force vitale; affections de l'âme pensante; bouleversement dans l'exercice actuel des lois de l'alliance entre ces deux puissances : tels sont les quatre groupes dans lesquels notre École range toutes les maladies de l'homme.

De ces quatre sources fondamentales partent
tous les besoins, tant hygiéniques que thérapeutiques, du système; aussi trouvons-nous, en exa-
minant la table des partitions médicales de M. le
professeur Lordat, la thérapeutique de l'homme
divisée en

Thérapeutique physique,
Thérapeutique vitale,
Thérapeutique mentale,
Thérapeutique spondématique.

Les médicaments sont les moyens des deux premiers ordres; les autres moyens thérapeutiques
compris sous la dénomination de remèdes sont
plus spécialement les moyens des deux derniers.

En présence des découvertes constantes de la
chimie et des progrès toujours croissants de cette
science, l'esprit imbu des saines doctrines médicales peut, portant partout une investigation profonde, entrer dans la voie de découvertes qui
viendront couronner ses généreux efforts.

Mais, on ne peut se le dissimuler, il est des
limites que l'intelligence humaine ne peut franchir,
des effets qu'elle doit se borner à vérifier, sans
jamais pouvoir en découvrir la cause.

Doit-on bannir de la matière médicale tous les
moyens dont on n'a pu chimiquement s'expliquer
l'usage? Ce seul fait diminuerait singulièrement
les ressources de l'art de guérir; et, pourtant, ce

sont là les prétentions de l'École organicienne, dont les efforts tendent généralement à substituer les produits inorganiques aux produits organiques.

L'École vitaliste ne s'abandonne point à de tels écarts ; mais, par une juste interprétation des faits chimiquement prouvés, elle respecte les travaux des siècles passés, les approfondit même pour mieux les étudier, et en retire toujours une instruction profitable.

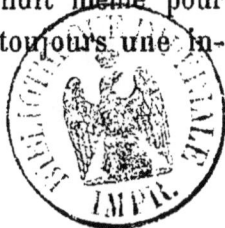

FIN.

TABLE DES MATIÈRES.

TABLE DES MATIÈRES.

TABLE DES MATIÈRES.

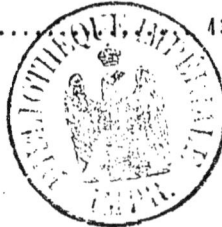